どこからが病気なの?

市原真 Ichihara Shin

★――ちくまプリマー新書

343

目次 * Contents

プロローグ　「病気と平気の線引きはどこ？」……9

第1章　病気ってどうやって決めるの？……29

1　病気だと決める人は誰？……34
自分で決める？／病気かどうか、それは未来予測！／病気を決める最後のファクター

2　すぐわかる病気……50
なぜ病名を決めるのか／探偵のように病名をつきとめてゆく／病院に頼るかどうか迷ったら

3　なかなかわからない病気……64
様子をみるとは？／医療は詰将棋／「様子をみる」の本当の意味

4　病気には原因がある？……85
病理医ヤンデルのもくろみと予想外の展開／人体も病気も「複雑系」である／病気の原因はひとつじゃない

5 結局病気ってなんなの？……103
病理学を知っておこう

第2章 それって結局どんな病気なの？……110

1 お腹が痛くなるってなんなの？……110
痛みは病気のアラーム／体性痛と内臓痛／痛みと時間経過／血管痛というのもある

2 かぜと肺炎って違うの？……126
自力で勝てる感染症がかぜ／人体の防御システムはすごい／肺炎は細菌が肺でがんがん増えている状態

3 喘息とかアトピーって体質なの？……146
敵も防御部隊も複雑に絡み合うのがアレルギー／原因は決してひとつには決められない

4 高血圧って何がどう悪いの？……156

人体という都市のライフライン、血管／人体の耐用年数が延びた結果!?

5 年を取るとみんな腰痛になるの？……169

体をメンテナンスして正のスパイラルに／偏り過ぎが一番のワルモノ

6 がんってなんなの？……178

がんは内なる驚異／がんはラスボスじゃない／がんは細胞のバグ／がんという複雑な敵

第3章 病気と気持ちの関係は？……198

1 病は気からって本当？ ――気持ちの問題なの？……198

病気のせいで辛くなったりはする／気持ちのケアが大事

2 気合いで治す！とか言う人がいるけれど本当に気合いで治るの？……205

気合じゃ治らない／ビタミンCやローヤルゼリーも関係ないよ！

3　**病気と平気の線引きはどこ？**……212
「この先どうなるか」という観点で人体を推し量るのが大事

推薦図書～あとがきにかえて……217

イラスト　うてのての

プロローグ　「病気と平気の線引きはどこ？」

はぁーなるほどなーと声が漏れた。章タイトル「病気と平気の線引きはどこ？」をはじめて目にしたときの感想である。

これは一筋縄ではいかないぞ、と思った。少し襟を正す。ぐっと緊張してメールアプリに向かい合う。口内炎がチクリと痛む。

私は、書くもののタイトルを、編集者につけていただくことが多い。縁あって幸いにも一冊の本にできたときは、書名そのものをつけてもらう。各章の小見出しを指定してもらったりもする。自分で書くものくらい、自分で責任持って名前をつければよいではないかと思われるかもしれないが、私が名付けない方が何かと都合がよいのだ。先ほどの「病気と平気の線引きはどこ？」というタイトルを考えたのも、私ではなく、編集者のTさんである。

直接お会いしたことはない。どんな顔の人かも知らない。面識のないTさんから、突然、ちくまプリマー新書を書かないか、と誘われた。なんとも光栄な話だ。私が書いていい場所をくれるというのだから、うれしい。書こう。……そこまではいい。

ただ、いつものことだが、私は、何を書けば読者が喜ぶのかが、よくわからない。自分が読みたいものはわかる。自分が読みたいことを書いていいというならば、いくらでも書ける。だからツイッターやブログの類《たぐい》は長続きする。けれども、ちくまプリマー新書は、そういう書き方で作られたレーベルではない、と思った。この場所で私が書くべきは、自分が読みたいことというよりも、「世の中の多くの人が読みたいこと」の方だろう。医者である私に書籍の執筆依頼がくるとき、ある種の社会貢献みたいなものが求められているのだろうし、それに私はきちんと応《こた》えるべきだと思う。

だから私は、執筆依頼のメールに決まり文句を返信した。

「Tさんからみて、病理専門医である私は何を書くべきでしょうか？　私が何を書いたら読みたいと思えますか？　私が書くものの『お題』を送ってくださると助かります」

こうして編集者にお題を提案してもらえれば、私は人々が望む何かに応えて書くことができる。今まで書いてきた本はどれもこれも「お題ベース方式」で書いた本ばかり。オファーあっての執筆。受注体質での本作り。みんなが読みたいものを書こうと思うとき、この方式が一番いい。

Tさんは私の意図を察して、すぐにお題をいっぱい考えて送ってくれた。「病気と平気の線引きはどこ？」というのも、お題の一つである。そして冒頭の「なるほどなー」につながる。

そうかそうか。今回の本で、私は、「そういうこと」を書けばいいのか。私は執筆依頼の意図を理解する。

なるほどなー。

これは、難しそうだなー。

「病気と平気の線引きはどこ？」というのは、そう簡単には答えられない、難問なのである。

誤解を恐れずに言うと、この質問に対する回答を用意すること自体はさほど難しくない。病気の専門家、病理医であれば、なおさらだ。病気の定義というのはそこまで難しいものではない。医学的に正しいことでよければすぐに答えられる。

けれども、我々医者が提示する「正しい回答」は、一般的な世の人々が「求めている回答」とはマッチしない。私はこのことを、いくつかの経験からじわりと感じ取ってきた。だからこのような質問を前にすると、瞬間的に襟を正すし、口内炎が痛みはじめる。

ふと思い付いた。いい機会だから、今から口内炎のことを話そう。

これを読んでいるみなさんも考えてみてほしい。

口内炎というのは、病気だろうか？

そりゃあ病気だろう、と即答する人が多いかもしれない。炎って炎症のことでしょう？　とか。

でも、口内炎くらい放っておけば治るよ、という人や、口内炎があったって平気だよ、という人もいると思う。いわゆる「口内炎なんて病気じゃないよ派」である。

　今口内炎がある人の何割が、病院に通って治療を受けているだろう？　おそらく、大半は病院になんか行っていない。チョコラBBを飲んで寝れば治るとか、野菜をちゃんととるだとか、アフタッチを貼ると少しラクになるだとか、いちいち医者にかからずとも、生活の知恵とドラッグストアだけでどうにかやり過ごしているのではないか。その程度の状態を、病気と言ってよいのか。

　ここで試しに医学の本をひもといてみると、いわゆる口内炎は口腔内《こうくうない》アフタ、あるいはアフタ性口内炎と記載されている。病名があるわけだ。これでなんだか急に病気っぽさが増した気がする。医学的には正真正銘、病気。決着だ。正しいのは「口内炎は病気だよ派」のほうである。

　……となると、今口内炎がある私は、病人ということになるが。

　うーん、そうかなあ。

　実感が追いつかない。

　わりと平気で日常生活を送っているのに、教科書に病名が載っているからという理由だけで、即座に私は病人と認定されるべきなのだろうか？

「病気があっても平気だ」という状態はあり得ないのだろうか？

口内炎ひとつとっても、「病気と平気の線引き」は、難しい。

こういう例はほかにもいっぱいある。たとえば腰痛。老いも若きも、腰痛持ちは星の数ほどいる。私も腰が痛い。四十歳を超えてあちこち痛くなりはじめた。こないだは吊《つ》り革《かわ》を持とうと思ったら肩が痛んだ。思わず、「三十肩だ！」と見栄を張ったが、三十肩という言葉はないし、そもそも三十代ではないのだから四十肩というべきであろう。誰も居ない場所でさばを読んでしまうのが中年のサガである。さて、そんな私は、腰痛と四十肩という二つの病気をもつ病人と自称すべきだろうか。腰痛や四十肩は、そもそも、病気なのか？

腰痛は日常のさまざまな活動に影響を与える。長く座って仕事をするのがつらい。歩くのがしんどい。重い物を持つと痛みが悪化しそうで怖い。これらはいわゆる「症状」。

人生にとって不都合だ。だから私たちは、薬局で湿布をもらったり、マッサージをしたりする。姿勢が悪くならないように、イスや枕を調整する。ある種の治療、ケアをする。自ら施すケアがうまくいけば、腰痛という症状を抱えたままでも、日常を送り続けることができる。

さあ、腰痛は、病気と呼ぶべきか?

私は、もし自分の腰痛を病気と断ぜられ、腰痛持ちだから病人ですよと認定されたら、内心でそれなりに抵抗するのではないかと思う。あくまで私の場合だけれど。ガマンできない腰痛に苦しむ人はいるし、平気じゃない腰痛というのもある。病的な腰痛というのは間違いなくある。それはわかってはいるけれど、今の私の腰痛程度だと、病院に行こうとはまだ思わないし、自分が病人だとも実感できない。したくない。まだ平気だと言いたい。

高血圧の話もしようか。読者の皆さんの中にも、たとえば親や祖父母が高血圧だという方がいっぱいいらっしゃるだろう。あるいは、読者自身が血圧の薬を飲んでおられる場合もあるかと思う。

これは完全に私の主観なのだけれど、腰痛を病気と呼ぶことには抵抗があるが、高血圧はなんとなく病気っぽいなーと考える。学術的にそう判断しているというわけではなく、もう少し直感的な部分で。

高血圧は薬を飲んで治さないと寿命が縮む、などと言われる。薬を飲んだ方がいいというなら、それはもう、正真正銘、病気ということでいいんじゃないか。

でも、高血圧を病気と呼ぶべきかどうかも、いろいろ考えてみるとなかなか難しい。まず、高血圧があったからって今日明日にもすぐ死んでしまうかというと、そんなことはない。だいいち「症状」がない。たいていの高血圧患者は平気で暮らしている。症状がないから、治さなければいけないという自覚を持ちづらい。医者に止められていても、テレビに塩分を控えろと言われていても、知識としてはいろいろわかっていても、つい濃い味を好んで食べ、悪化させてしまう。

「症状がない病気」。なぜ症状がない人を病人扱いしなければいけないのだろう？

口内炎や腰痛のように、現実に症状があるにもかかわらずあまり病気っぽくないなーと思ってしまうものもあれば、高血圧のように、症状がないのに病気っぽいなと感じるものもある。なんだか矛盾しているような気がする。

ダメ押しで、がんの話をしておく。

がんは病気だ。それはいいだろう。がんは病気じゃない、という立場を取る人がいるとは聞いている。けれども、がんはやっぱり病気だ。そこはいちおう共通概念ってことでいいんじゃないか。治療するしないは時と場合によるとして、とりあえず、がんは病気ってことでいいだろう。無理に逆張りをしなくてもよかろう。

でも、シチュエーションを細かく探っていくと、やっぱり話は複雑なのである。

がんもまた、発症初期には無症状だ。体の中にがんを持っている人であっても、平気で毎日を暮らしているケースは非常に多い。外から見てもがんであるかどうかがわからない。がんこそは、「病気だけれど平気に見える」の最たる例だ。そして、がんは「病名がついた日から病人になってしまう」病気の代表格である。

病名がついたら病人。なんとも複雑な気分だ。昨日まで病気じゃなかった人が、今日からは病気だと診断される。見た目はちっとも変わっていないのに。これはいったい何なのだ？　病気かどうかは、病院の医者が決めているということか？　本人は、おとといも昨日も、痛くもかゆくもなかった。つまり平気だった。でも病院に来たらそこではじめて、病気であると診断された。昨日と同じように、まだ平気なのに、「今日から病気になった」。

「病気と平気の線引きはどこ？」

もうわけがわからない。

多くの医者たちは、「病気と平気の線引きはどこ？」という難問に対して、誠実にこう答える。

「線は引けません。病気であっても平気なことはありますから」

ここまでを読んできたあなたも、Tさんも、おそらくこの回答に、一時的には納得してくれると思う。そうかなるほど、病気を持ったままでも平気で暮らせることはあるからなあ、いろんな実例があるなあ。

でもそこで思考は行き詰まる。なんだか何も解決していないことに気づく。私たちは本当にそういうことを聞きたかったんだろうか？　線引きはどこ？　という質問に対して、線は引けません、と医学的な知見から正しいことを述べたところで、実は何の答えにもなっていない。

この回答は、人々がいざ病気に対処しようとする段になって、何か役に立つだろうか。何の役にも立たない気がする。

科学的には正しいのかもしれないけれど、私たちの行動指針に影響を与えるような情報になっていない、ということだ。

ひとつ白状しておく。私は元来、「何の役に立つかはまったくわからないけれど、とりあえずサイエンス」が、大好きだ。つい、役に立つかどうかはさておいて、「正しいこと」を念入りに探ってしまう。

超ひも理論と聞くとキュンキュンする。四色問題を解こうとがんばった数学者たちのエッセイを読むと多幸感に包まれる。フタバスズキリュウ発見秘話。アフリカのバッタを根こそぎ倒す方法。北極のサメは寒いのになぜ生きていられるのか。人間の作るロボットがどこか人間に似ているのはなぜか。

ワクワクする。すばらしい。科学を考えることはとても楽しい。

疑問の答えを知ることで、自分の生活が何か具体的に有利になるわけではない。そんなことのために科学を追いかけているわけじゃない。これらはいわゆる実学ではないから、すぐに生活の役に立つものではない。でも、代わりに、脳内にあるアドレナリン補給蛇口みたいなものがガバガバ開いて、私自身がいきいきと楽しくなる。それでいいじゃないか。私の生活様式自体は大して変化しないけれど、生活している私の心が劇的に華やかになる。それがいいんじゃないか。

そんな私は、「病気と平気の線引きはどこ?」という質問に、「線なんか引けないんだよ、だって、病気であっても平気なことはあるからね」と正しいことを言い放った時点で、ある程度幸福になってしまう。今うまいこと言ったな、科学的に正しいことを言えたなと、満足してしまう。この現象はおそらく私に限った話ではない。多くの医者や科学者たちも似たようなものだと思う。医学はサイエンスであり、正しさそのものに価値がある。私たちは日々、正しさを更新し続けていくことにやりがいを感じている。だから正しいことを言うとそれだけでちょっと安心するクセがある。

でも、本当は、「正しいこと」だけでは足りないのだ。

そもそも医療は医学だけでできあがっているわけではない。医療は、医学というサイエンスと、医術という実学部分が融合している。学問的な正しさだけ追い求めても、それは医療の半分でしかない。科学は、医療の構成要素の一つではあるけれど、全てではない。

科学的な正しさを現在進行形で更新しながら、同時に患者や社会に寄り添い、手伝い、ためになることを目指す。そういったものを全て含んだものが医療だ。

「病気と平気の線引きはどこ？」

この質問に、医学的に答えることは難しくない。線は引けません、それで終わり。口内炎、腰痛、高血圧、がん、例だっていくらでもポンポン挙げることができる。

でも、医療として答えようと思うと難しい。つまりは、皆さんの役に立つように答えようと思うと、かなり戦略的に考えて丁寧に答える必要がある。

まず、問い自体を読み替えなければいけない。

「病気と平気の線引きはどこ?」という質問を通じて、Tさんは、世の中の人々は、何を知りたいのか？　いつ、どんなことに役立てたいと願うのか？

そもそも、「平気」とはなんだろう。

病院にかからなくてもいい、放っておいていい、何もしなくてもあとで後悔しない。

このあたりが、「平気」の意味するところだと思う。

では、「病気」とはなんだろう。

病院にかかるべきだ、放っておいてはだめ、なんらかの医療介入をしないとあとで後悔する。

このあたりが、たぶん、「病気」の一般的な解釈じゃないかと思う。

となると、「病気と平気の線引きはどこ？」という質問は、こう読み替えることができる。


「具合が悪いなーと思ったときに、どこまでは放っておいてよくて、どんなサインが出たら病院にいけばいいの？」


よし、だいぶわかりやすくなってきた。

私が先ほどからつらつらと列挙した、高血圧は病気だと思うけど平気だよね、とか、平気な顔しててもがんが潜んでいることがあるよなんて情報は、まだ医学でしかない。

皆さんがすぐに役立てることができる情報とは、病気の定義がどうとか、医学の話みたいなことではなく、「自分の行動をスイッチするきっかけ」である。どうしたらいいのかが見えてこない回答は、医学的だが医療になっていない。「いつどうしたらいいのか」を織り込んだ回答をすべきなのだ。

ところで困ったことに、世の中には、医療のうち医学の部分だけを巧みに無視した商売というのも存在する。正しさを二の次にして、とりあえず人々が今日明日すぐ使える（という触れ込みの）情報を発信する人たちがいる。これがまた、かなり人気を集めているので厄介である。百万部、二百万部と本が売れ、テレビでひっぱりだこ、無数のウェブ記事が並ぶ。

そういう商売人たちが、「病気と平気の線引きはどこ？」という質問に対してどのように答えているか、あなたはご存じだろうか。たとえば、このような感じになる。

「この神の水を飲めば、あらゆる病気が、平気になります」
「特殊なハーブが、万病を癒《い》やします」
「ストレッチで病気を倒そう」

「がんと戦うな」

正しさを二の次として、とにかく行動指針だけをズバッと指示する。正しさとは関係なく、読者が行動を切り替えるスイッチを押してくれる。明快で、断定口調で、ふにゃふにゃと科学の話ばかりする医者に比べて話がシンプルでわかりやすい。問題点があるとしたら、科学的には間違っているということくらいだ。科学が大好きな私からすると火あぶりにしてやりたいけれど、科学がそこまで好きじゃない人にとっては、かえって頼りになるかもしれない。

私をはじめとして、医者も科学者も、「正しくないけれど、ためになりそうな医術」にプンプン怒っている。「間違った医療情報を広めているデマ野郎どもめ！」「ニセ医療撲滅」「なんでこんなウソっぱちにダマされるんだ」。

しかし、実際のところは、医者や科学者がときどき用意する「正しいけれど、ためにならない医学」も、同じくらいイマイチなのだ。どちらも、医療の片方しか提示できていないことに変わりはない。一緒にするな、と怒られそうだけれど……。

医療は正しさとお役立ちの両輪で成り立っているのだから、どちらかだけを追究して、もう片方をないがしろにするのはやめたらいい。科学的な正しさをきちんとバックボーンにして、明日からものの見方が少し変わるような行動指針を与えてくれる、そういう医療。正しくて、ためになる。これが一番いい。当たり前のことじゃないか。

改めてお題をみる。

「病気と平気の線引きはどこ?」

これに、正しく、ためになるように答える。一筋縄ではいかない。頰の裏の口内炎をなめて頭を抱える。順序よく戦略的に話を進めていく必要があるだろう。

他にもハードなお題がいっぱい届いている。以下に並べておくので目を通してみてほしい。いずれも、正しく答えるだけならば医者にとっては造作もないが、多くの人のためになるように答えようと思うと、難儀するものばかりだ。

知的好奇心を満たしたい人が失望しない程度に学術的で、オトク情報ハンターたちが喜ぶほどに実践的で、医者としての責任を果たせる程度に正確で、誰もが気軽に読みやすい、高校生向け新書として、これらの質問に答えていく……。

大変そうだ。そうとうがんばらないといけないぞ。

じわりと腰が痛んできた。

【Tさんからもらったお題】

（1）病気ってどうやって決めるの？

1　病気だと決める人は誰？

2　すぐわかる病気

3　なかなかわからない病気

4　病気には原因がある？

5　結局病気ってなんなの？

（2）それって結局どんな病気なの？

1　お腹が痛くなるってなんなの？
2　かぜと肺炎って違うの？
3　喘息《ぜんそく》とかアトピーとかって体質なの？
4　高血圧って何がどう悪いの？
5　年を取るとみんな腰痛になるの？
6　がんってなんなの？

（3）病気と平気の線引きはどこ？
1　病気は気からって本当？
2　気合で治す！　とか言う人がいるけれど本当に気合で治る？
3　寝れば治る？　ビタミンCでかぜは治る？　自然治癒というか、人体が頑張れば治る病気だってある？

第1章　病気ってどうやって決めるの？

本筋に入る前に、ちょっと、「目線」の話をしておきたい。プロローグの続きと思って読んでほしい。

私は現在、四十一歳。医師免許を持って働きはじめて十七年目を迎えた。これくらい働いていると、身も心も完全に医療側に立っている。医者目線というものにすっかり慣れてしまった。病気とはなにかとか、病院とは何をするところかなどの質問に対しても、自然に医者の立場から答えようとする。

編集者のTさんも、おそらく、私が医者目線の文章を書くことを求めている。そもそも医者以外の視点で書かれた文章が欲しいなら、医者ではない人に依頼したほうが確実だ。

だから私は、自分が医者であることを忘れないように意識しながら筆を進めよう。当然である。

けれども、そうすると、心配なことがひとつある。

この本を書き進めていく上で、私が医者の立場だけから内容を組み上げていくと、おそらく正しさに偏った、医学ばかりをクローズアップした、半端な医療本ができあがってくる気がする。それは結局、プロローグで書いてきたような、「正しいけれど、ためにならない医学」だろう。サイエンス大好きっ子の皆さんにとってはある意味おもしろい読み物になるかもしれないけれど……。

うーん、もう少し目線を増やしたいなあ、と思った。

私は医者目線以外に、何か別の目線を持つことができるだろうか?


二秒で気づいた。患者目線だ。

プロローグで書いたように、私は今口内炎を持っている。腰は相変わらず痛い。虫歯はなくなったけれど歯石が溜《た》まっていたので、先週、歯医者でガリガリ削って取ってもらった。麻酔まで使ってしっかりと。麻酔が切れた後はそこそこ痛かった。

そう、医者だって患者になる。医者だってかぜをひく。口内炎、腰痛、私の中には現在進行形で患者目線があるということを一瞬忘れていた。この目線を使わない手はない。

そして実は他にも目線がある。これに気づくのにさらに二秒かかった。私には家族がいて、友人がいる。自分が健康でピンピンしているときであっても、家族や知人が病気になれば、それを見守り、ときに一緒に苦しんだり、何かを手伝ったりする立場となる。「観客目線」とでも言おうか。あるいは、「共演者目線」かもしれない。

思わず、演劇のような例え話を使ったが、医療というのは壮大な群像劇であり、複数の俳優たちがステージで作り上げるお芝居に似ているところがある。患者が一人、医者が一人いて、薬が出て治しておしまい、という少人数の演劇を想像してもらってもよいけれど、実際にはもう少し役者が多い舞台である。

患者本人に加えて、患者の家族、上司や部下、同僚、友人。医療側に、医者、看護師、医療事務スタッフ、介護士、ケアマネージャー、薬剤師、理学療法士、臨床検査技師、言語聴覚士、栄養士……。多くの人たちが様々に役割を果たす。さらに、忘れてはいけないのは、舞台上に、「病気」という悪役が登場することだ。こいつが潜んだり暴れ回ったりすることで、劇はさまざまな展開を見せる。

医療とは大河ドラマであり、カメラワークによって見える風景は変わる。主役を誰と考えるかによって解釈も変化する。

私はこのことを、前著『病理医ヤンデルのおおまじめなひとりごと』を書いている最中に思い付き、「医療シアター」という言葉で表現した。内心かなりいい例えだと思っている。群像劇ってなんだよ、とか、病気まで役者と考えるのかよ、とか、そういったことは今後本書でも詳しく触れていくことにするとして、まずは、医療や病気にいろんな立場の人が関わっていて、複数の目線が交錯しているイメージを持ってもらえればよい。私はこの舞台の上で、医者として何かをみるのと同時に、患者としても何かをみる。患者の周りにいる家族として何かを演じたりもする。それぞれの立場ごとに、きっと、病気という悪役は違って見える。

あなたも、この舞台のどこかにいることは間違いない。たとえ今元気であったとしても、どこも具合が悪くなかったとしても、まるっきり平気だったとしても。あなたの居場所がステージの上なのか、それとも、観客席で誰かのことを目で追いかけているのか、そこまではわからないけれど、シアターの中にいることは確実なのだ。だって私たちはみな、人の中で生きて暮らしているのだから。

なお、仮に出演者や観客としてではなく、監督としての目線で舞台を俯瞰《ふかん》することができれば、俳優たち一人一人に目を行き届かせ、ストーリーを追いかけることが容易になる。ただし監督になるためにはある程度の訓練が必要になってくる。この話はいったんおく。

さあ、改めて、Tさんから送られてきたお題に向き合うことにする。第1章のテーマはこうだ。

「病気ってどうやって決めるの？」

いいお題だと思う。

医療シアターの中心にいる悪役、病気というものが、誰によって見いだされ、なぜ病気と判断されるのか。まず、この問題に取りかかろう。

1　病気だと決める人は誰？

病気について書かれた本は、「病気とは何か」みたいな話から始まることが多い。「病《やまい》とはそもそも」みたいな書き出しが一般的だ。しかしTさんははじめに、「誰が」病気を決めるんだろうという質問を選んだ。一瞬、虚を突かれたが、冷静に考えるとこれはすごくいい感覚だ。シアターは一にも二にも人によって動く。Tさんにお題を送ってもらってよかったなと思った。

あなたや私を病気だと決めるのは誰なのか。

これには、いくつかの答えがある。大きく分けて三つだ。本人（あなたや私たち自身）、医者、社会。誰と聞かれて社会と答えるのは少々ずるいが、そこは勘弁してほしい。小さく分けるともっといろいろあるけれど、基本的にこの三つのどれか、あるいは複数が、私たちが病気であることを決定する。

順番に見ていこう。

自分で決める？

まず、あなたや私が、自ら病気かそうでないのかを決めるときのこと。

あなたや私がまだ、小さな子どもだった頃。夜中にお腹が痛くなったことがあっただろう。そういうとき、あなたは、不安になり、苦しみ、泣いたはずである。私は小学校低学年くらいのとき、排便したあとも腹痛がおさまらなかった夜に、トイレの床に転がって泣きながら寝ていたことがある（便器と壁の隙間におさまるくらい小さかったころのことだ）。お腹が痛いから泣くということに、なんの不思議もなかった。子どもだったからね。

しかし大人になると、多少お腹が痛いくらいで、ポロポロ涙を流して泣くことは少なくなる。もちろん、激しい生理痛に涙をにじませる人も、ひどい食あたりで泣きながらトイレにこもる人も、中にはいる。でも子どもの頃と比べると、泣くほど痛いというシチュエーションは劇的に減る。私ももう長いこと、腹痛のために涙を流した記憶がない。

なぜか？　大人の方が痛みに強いから？　成長するにつれて神経はだんだん摩耗する

から？

育つごとに痛みに耐性ができるというメカニズムもあるにはあるようだ。ただ、私は、大人がだんだん泣かなくなるのにはもうひとつ、とても大きな理由があると思っている。それはこうだ。


「痛い、けれどこれくらいの痛みだったら、もう少ししたら波が引いて、治まるはず……」

「痛い、けれど痛み止めを飲んで寝ていたら、明日には治まっているはず……」


そう、大人というのは、ある程度未来予測ができる。未来予想図が描けるのだ。ドリームがカムトゥルーするだけではなく、ペインがゴーアウェイすることも類推可能なのである。なんとなく茶化して書いてしまったが、実はとっても大事なことを言っている。

人間は、自分の体に何か不都合が生じたとき、その瞬間だけで判断して戦うわけでは

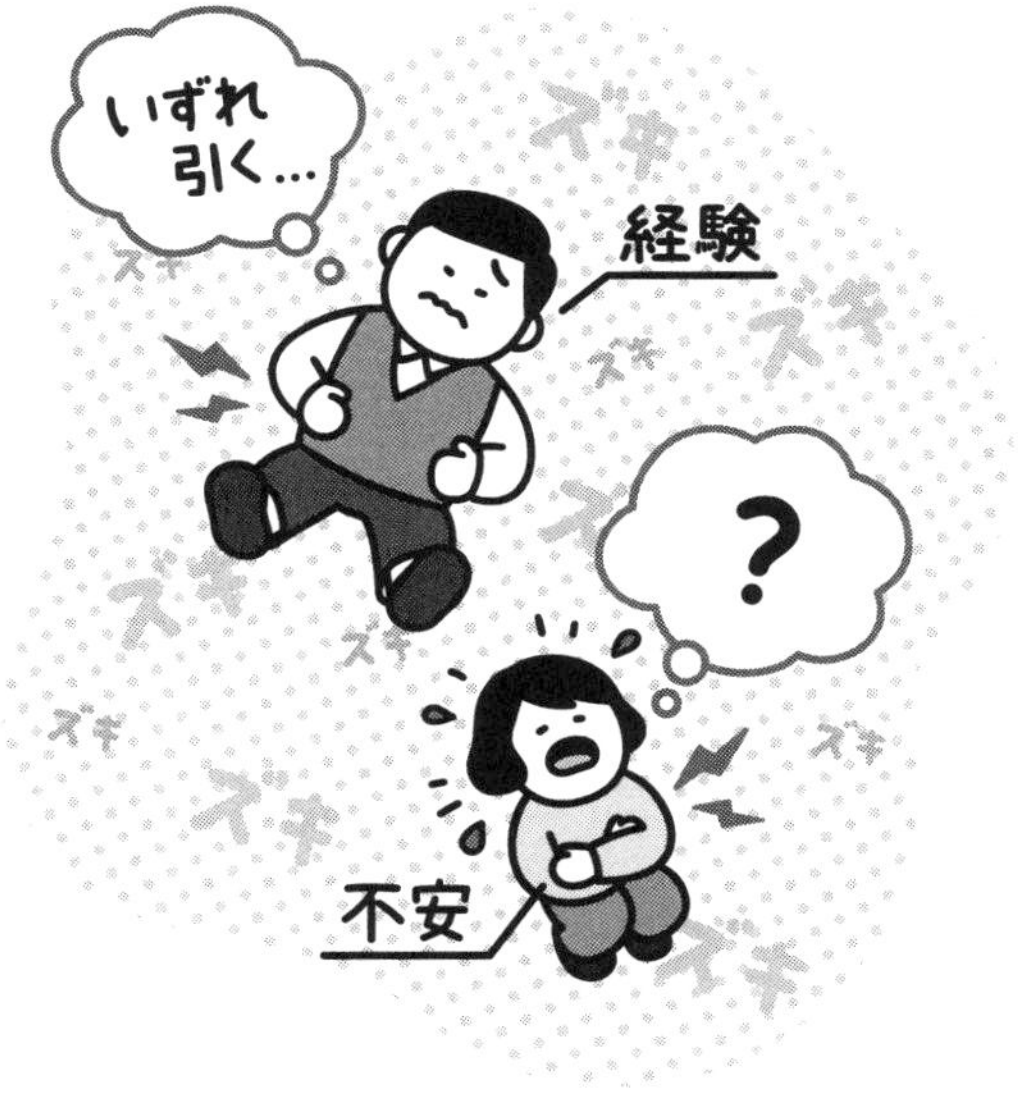
いずれ
引く…
経験
?
不安
ズキ
ズキ
ズキ
ズキ
ズキ
ズキ

ない。

痛みや苦しみを、過去と照らし合わせ、未来を予測しながら、現在の状態と向き合う。

大人になるにつれて、腹痛程度ではなかなか泣かなくなる理由は、「その痛みがいずれひいていくことをうすうすわかっているから」というのが大きい。

便秘や生理痛などに苦しむ大人は、自分で自分のことを「いずれこの痛みは引いていくはず」と判断し、「だから病気ではない」と決めて、様子を見る。たいていの場合、その痛みは実際に治り、なんだやっぱり病気じゃなかったのか、と安心する。未来を読んで、自分が病気ではないと判断……「診断」しているわけだ。

机の角におでこをぶつけた幼子は激しく泣く。小さな子どもにとって、この痛みとは突然の不幸であり、いつ終わるともわからない煉獄《れんごく》だ。この場合は病気というかケガであるが、そもそも病気とケガの区別は子どもにはない。お腹が痛くなったときと同じように、全力で泣く。かけよった大人はおでこをなでながら、「痛いの痛いの飛んでけ」

という。ここで仮に大人が何もしなくても、時間とともに痛みはひいていくわけだが、子どもは泣きながら「飛んでいったらいいな、この痛みが消えたらいいな」と願い、実際そのようになる。涙は次第に引っ込む。大人の手を借りることで、未来を予測する手伝いをしてもらい、実際にそのような未来に向かって進んでいくことで、現在の痛みに対処している。

痛みに対する経験が少ない子どもは、ときに大人に助けてもらいながら、成長して経験を重ね、自分を襲った痛みや苦しみがこの先どうなるだろうかということを少しずつ予測できるようになっていく。痛みを評価し、未来を予測することで、痛みを乗り越えられるようになる。

机の脚に足の小指をぶつけた大人は実にかわいそうなくらい痛がるが、激しく泣くことはない。激烈に痛くてのたうち回ったとしても、しばらく待っていればきっと痛みはひくと知っている。もちろん、ぶつけたところが気にはなるので、靴下を脱いで、指をみて、腫れすぎていないだろうか、変な方に曲がってはいないだろうかと、いちおう確認くらいはしてみる。

「もし骨折していたら、放っておいても治らないだろうし、心配だ」

「……ああ、やっぱり、めちゃくちゃ痛いけど、ただの打撲だな」

この場合などは、骨折かどうかを自分で判断し、骨折ではないと「診断」しているということになる。医者ほど正確に見極められるかどうかはこの際問題ではない。自分が予想したことがどれくらいの確度で未来を言い当てるのかを、私たちは本能でざっくりと知っている。自分のケガを見て、「まあオオゴトではないな」と判断した場合、たいてい、その予想は当たる。

病気かどうか、それは未来予測!

人間は、自分が病気なのかどうかを、まず自分で判断する。より具体的に言うならば「この先どうなるか」という未来予測をしている。これは能動的にやっているというよりは、もはや無自覚、無意識、本能に近い行動である。予測するためのヒントとして使っているのは、痛みの強さや、痛みに波があるかどうか、だんだん痛くなっているのか少しずつ良くなっているのか、痛い場所に見た目の変化（赤くなったり腫れたり）があるかどうか、何か思い当たる原因があるかどうか、たとえば腐ったものを食べたか、生理二日目であるか……。必ずしも本人がこれらを論理的に組み合わせているとは限らない。以上の情報を直感的に組み合わせて、「大丈夫そうだ」「ヤバそうかも」と判断しているケースが多い。

自分がこの先どうなるかを自分自身で予想し、それがある程度当たり続けている限り、そもそも病院はいらないし、医者に会いにいく必要もない。「病気を決めているのは、自分自身」ということになる。病気かどうかを判断する上で、経験値がかなりものをいう。

子どもは、多くの痛みに対する経験値が少ないので、その痛みがこの先どうなるかを予測できないし、どうやったら痛みがよくなるか、姿勢を変えたらラクになるのか、おならをしたらラクになるのか、みたいな対処法も考え付かない。だから常に痛みに対して全力で苦しみ、強く泣いて大人の助力を求めなければならない。一方、大人は痛みが将来どうなるかについての予測がつくから、子どもほど苦しまないでいられる。

では、大人であっても、痛みの予測がつかないケースではどうなるか。

たとえば、過去に経験したことのないレベルの痛みがあったとしたら。そのとき大人は、子どものように泣くだろうか？

「経験では推し量れない痛み」を感じた大人は、子どものように泣くかわりに、病院に行ったり、救急車を呼んだりする（もちろん、ついでに泣いてもいい）。助力を得る相手と方法が違うだけで、やっていることは子どもと変わらない。自分で痛みがこれからどう変化するか予測できないとき、あるいは、「もし最悪の結果になったらどうしよう」とか、「このまま急に悪化したらどうしよう」のように、悪い方の予測をしてしまうとき。

「こんなに痛いんだから、病気かも……」

これもひとつの「診断」だ。ただし、「きっと大丈夫だろう」という自己診断に比べると、予測の精度が落ちている。なぜかというと、経験したことがないからだ。こういうときは、すでに経験が蓄積されているプロに、自分の体の未来予想図を描いてもらわなければいけない。そのプロとは、病院であり、医者である。

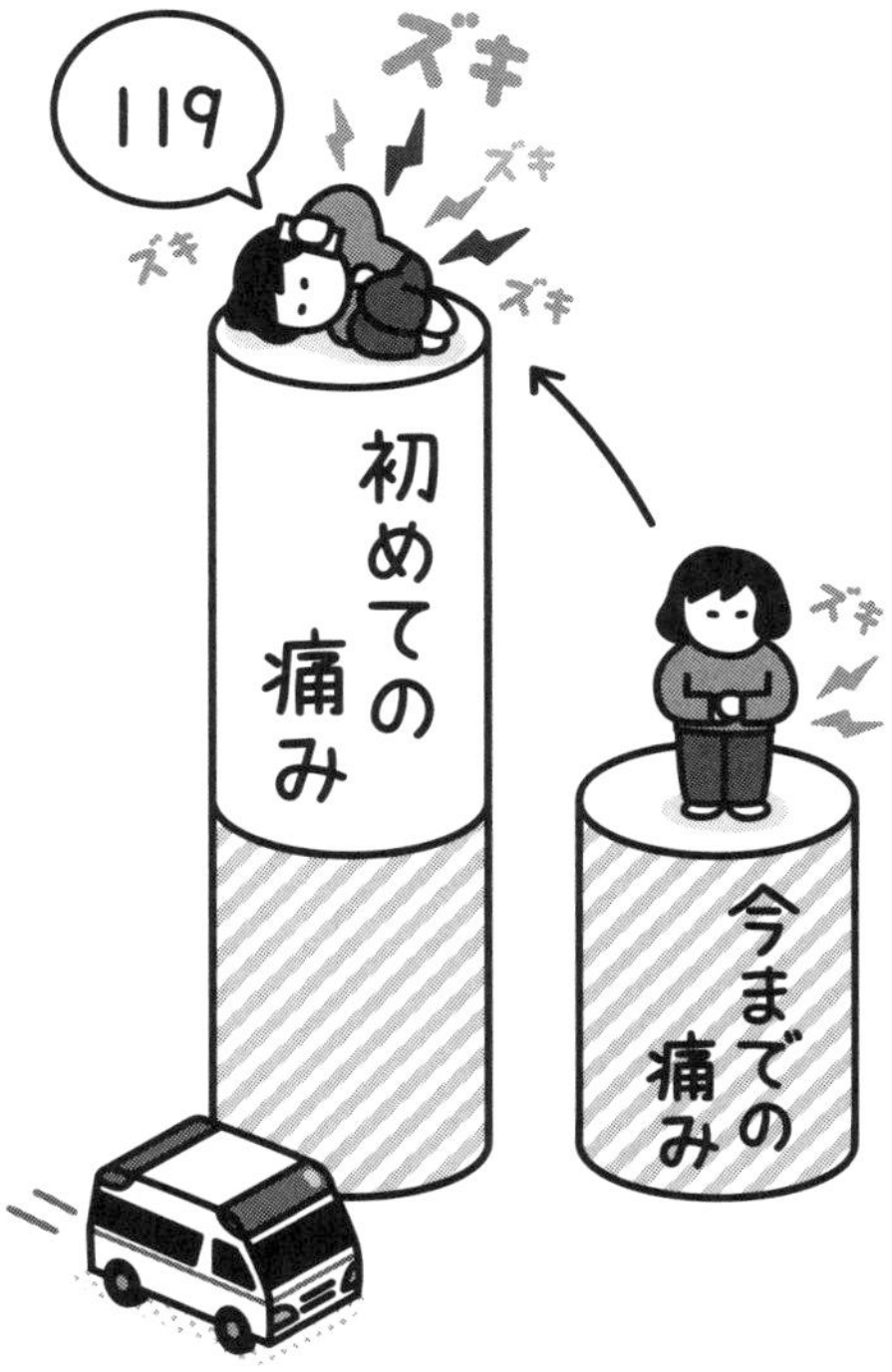
119
ズキ
ズキ
ズキ
ズキ
初めての痛み
ズキ
今までの痛み

以上を、シンプルにまとめると、次のようになる。
「あなたや私が自分で将来を予測できないときには、医者が病気かどうかを決める」
これこそが医者の存在意義なのである。

振り返ってもう一度考えてみてほしい。病気かどうかを決めるのは誰？　まずはあなたや私たち自身。それから、医者。あなたが自ら将来を予測できないときに、医者が出てくる。この順番は重要である。

大切なキーワードは未来予測。もっといえば、予測不能かどうかということ。

自分一人で予測ができない事態に直面することは、人間がぶつかるトラブルの中では最上級のピンチである。特に体調に関する「予測不能」に対処するための機関が病院であり、そこでは医療者たちが仕事をしている。

おわかりだろうか。

病院は、患者が自分で自分の未来を予測できないときに行く場所。

医者は、患者に代わって患者の未来を精度高く予測する人。

「予測不能」が起こっているときには、医療が必要なのである。

「予測不能」についてもう少し掘り下げて考えよう。先ほど挙げた例は、「今まで経験したことのない痛み」であった。

しかし、全く逆の「予測不能」もある。「痛みが全くないけれど、将来やばいことになる」というパターンだ。危険が迫っていることに気づかない、というのも立派な「予測不能」である。

この書き方でピンと来た人はいるだろうか。難しいかもしれないが、答えを読むと納得すると思う。プロローグで書いた、高血圧とか、がんなどがこちらに該当するのである。

高血圧。脂質異常症。糖尿病。これらを肥満とあわせて、死の四重奏（ザ・デッドリー・カルテット）と呼ぼう、というのが一時期流行《はや》った。あまりに衝撃的な呼び名なので最近あまり聞かなくなったけれど。これらはいずれも、放っておくとどんどん悪化して（しかも一つ持っていると残りの三つも合併してくることが多く、合奏状態となり）、心臓とか血管のトラブルで命を落とす確率がぐんぐん上がる。ところがこれらは長い間無症状で、痛くも苦しくもないので、患者自身はあまり真剣に悩まない。先ほどまでの言葉を使って言い換えるならば、症状がないから健康なままだと思い込んでおり、未来を予測しようと思わない。こういう「予測不能」もあるのだ。

がんもこれに似ている。ただ、がんの説明をはじめるととっても長くなるので、後の章に回そう。

同じ「予測不能」でもだいぶ雰囲気が違うけれど、患者自身が未来を予測できずに不利益を被る可能性がある以上、病院が活躍して代わりに予測をすることが重要になってくる。

かつては、病院や医者が口をすっぱくして「将来ヤバいですよ」と伝えても、患者はあまり本気で悩まなかった。けれども現代では情報が行き渡り、高血圧や肥満などによって実際に命を落とした人の話や、脂質異常症を治療することで結果的に長生きした人たちの話が蓄積している。人々が持っている経験の総和が増えてきた。このため、患者の真剣度は増し、症状がなくても治療が必要な状態というものがあるんだと理解し――時に過剰に心配しすぎたりもするのだけれど――自分ですべてを予測しようとせずに、早い段階から病院と医者に未来予測をゆだねようと考える人たちも多く見受けられる。

ここに登場するのが健康診断だ。健康診断というのは、字面通り解釈すると健康であることを確認するという意味にとれるけれど、実際には、自分が予測している未来と医療者が予測する未来とがマッチしているかどうかを確認する作業に近い。ここでもやっぱり、「未来予測」がキーワードとなっている。

病気を考える上では、時間軸を考えることを忘れてはいけない。先ほどから何度も繰り返している未来予測、あるいは予測不能という言葉は、この先の章でも何度も登場する。

病気を決める最後のファクター

最後に、病気かどうかを決める最後のファクターについて軽く説明しておこう。それは「社会」である。社会とはここでは、患者と医者以外の全てを指すこととする。患者の家族も、患者にとっては小さな社会を形成する因子だと考える。

医療シアターを隅々まで見渡すと、ときおり、「患者」（病気とは限らないのでカッコ付きにしておく）本人が未来の予測をするよりも、「患者」の周囲が未来予測を積極的に行いたがっている状況があることに気づく。たとえば高齢者の介護とか、認知症を含めた精神看護の現場においてよく見られる現象だ。

「患者」が病気であるかどうかは、必ずしも「患者」本人だけの問題ではないということを、ぜひ覚えておいてほしい。「患者」は病気だと感じていなくても、身の回りのことができなくなるとか、周囲とコミュニケーションがとれなくなるとか、社会的な生活が困難になると予想された場合に、周囲にいる人々が「患者」を病気というワクに当てはめて、文字通り患者として対処するケースがある。

「患者」の意思とは別に、周囲にいる人々が「患者」を病気であると認定することの是非はひとまずおく。そういう状態があり得るのだということだけを述べる。医療シアターにおいては、患者以外にも複数の登場人物がおり、必ずしも患者だけが主役というわけではない。このことは、心の片隅に置いておいてほしい。

医療を考える上でのキーワードは、未来予測（時間軸）と、群像劇（複雑系）だ。

以上、これにて、「病気は誰が決めるの？」の答えは出そろった。あなたや私、医者、そして社会である。

このうち、私たち自身が病気を決める上では、痛み・苦しみの程度、時間経過が重要であるし、何より経験がものを言う。さらに言えば、日頃私たちは自分たちの体調不良をいちいち論理的に解析などしていない。お腹が痛ければ「またいつものか」、腰が痛ければ「なんかわからんけどこうしといたらよくなるだろ」くらいの、ライトな未来予想を連発して暮らしている。

これに対し、医者が病気を決める場合には、明確な論理が存在する。未来予測の方法もプロの技術によって行われる。一朝一夕に修得できるものではない……と偉そうに言いたいところだが、実は、医者が病気を決めるときのメソッド（やり方）の八割以上は、医者以外の皆さんが無意識にやっていることを論理化して具現化してシステムにしただけである。

仮にこの、医者のメソッドを皆さんが理解すると、あなたや私が日頃、痛みや苦しみに対して無意識にどう対処していたのかがわかりやすく見えてくるだろう。「なんかわからんけどこうだろ」と予測していたやり方を、きっちり解析して強化することができるだろう。

すなわち、「医者はどうやって病気を決めているのか」を、もう少し細かく見ていくことは、オトクなのではないか。

2 すぐわかる病気

あなたや私が病気かどうかを決めるのは、私たち自身、そして病院と医者、ときに社会。

それぞれが決断するタイミングは微妙に違うのだけれど、実はやっていることはそんなに変わらなくて、本質はどちらも「未来予測」である。

もちろん、患者と医者では予測の精度やスピードが違う。

たとえば、患者本人はなんの病気なのか全くわからなかったけれど、病院に行ってみたらすぐ病名がついた、みたいなケースがある。

一方で、何度も病院に通わなければ病名がつかないこともある。この場合は、患者もわからないけれど、医者もわからない時間が長く続くということだ。

よく、「名医だとすぐ診断がつくけど、ヤブ医者だと診断がつかない」と思っている人がいる。医者の質によって、病気が決まるまでのスピードが違うのだろうと。確かにそういうことも、なくはない。けれども、実際には、医者よりもむしろ病気自体がもつ性質によって、診断までの時間が変化する。このことはもっと知られていい。

本節のタイトルは「すぐわかる病気」である。すぐわかる病気と、なかなかわからない病気。これらの違いはなんだろう。なぜ一部の病気は、診断までに時間がかかってしまうのか。様々な検査を何度もしなければいけないのはなぜか。


そもそも病気がすぐわかるというのは、どういうことなのだろう。

たとえば、患者が診察室に入ってくる瞬間。あるいは、救急車が病院に着く前に、救急隊からかかってくる短い電話。なんと、早くもこの段階で、医者が病気の見当を付けていることがある。まだ患者は何もしゃべっていないのに。どこが痛いのかも訴えていないのに。患者が入室した瞬間に診断が予想できて、処置や治療も考え付いてしまうというのだから、いかにも名人芸だ。

スナップ・ダイアグノーシスという言葉がある。手首のスナップを利かせて黒板やホワイトボードをパアン！　と叩《たた》くように、瞬時に診断《ダイアグノーシス》にたどり着くイメージだ。予備校の名物講師のような優秀そうな雰囲気が漂う。スナップで未来を予測する医者は、いったい何を考えているのか。あなたも知りたいだろう。こいつの脳どうなってんだ？　私も知りたい。だからいろいろな名医に話を聞いて、名医が書いた本も読んでみた。

ところが、名医たちの思考回路は、聞いても、読んでも、なかなかトレースできないのである。イチローや長嶋茂雄《ながしましげお》が独特な表現でしゃべるような、天才特有の、言語化できないニュアンスが用いられる。これだとちょっと、普通の人にはマネができない。

ただ、じっくりと話を聞いて情報を集めていくうちに、意外なことがわかってきた。彼らは、思考回路が読みにくいというよりも、そもそも、思考をしていないときがある。

いや、思考をしていないというと語弊があるし失礼だな、言い換えよう。正確には、無意識下に行動を優先させておいてから、後付けで思考していることがあるようなのだ。

名医と呼ばれる人たちは、出会った瞬間に患者や救急隊の報告するエピソードから受ける全体的な雰囲気（これをゲシュタルトと呼ぶ人がいる）を、そのままふんわりと受け止め、いちいち言葉にして解析せずに即座に行動に移し、行動することでさらにそこから深く考えるためのヒントを次々と探り出していく。

えっ、考えずに動いちゃってるってこと？　いや、考えずに動くのとは違う。動きながら考えるのだ。

なぜ病名を決めるのか

そもそも、病名を決めるということは、病気がわかってよかったよかったと満足するために行うことではない。

1．この先どうなるかを予測する（未来予測）

2. この先どうしたらよいか判断する（行動指針を決める）

この二つが目標である。乱暴な言い方をすれば、「どう動くか」を決めるために、病名がある。逆にいえば、どう動くかが明瞭な場面では、病名決定は必ずしも急がなくていい。実際、医療の世界には、診断名が決まらなくても行動指針が決まるならばまずはよし、という価値観が存在する。「病名はわかったけど、結局どうしたらいいの！」という状況よりも、「なんかわからんけどこう動いたらいいことが起こった」のほうが、患者にとってはトクだからね。

もちろん、わからないことをわからないままに放っておくのは不安なので、いずれは病気の正体がわかったほうがいいのだけれど、行動が変わらない診断は急ぐ必要がさほどない。名医たちが、思考回路を回すより先に行動しているというのは、極めて合理的な医療なのである。

こういう話をすると、名医のやってることとって人間業じゃないっすね、という感想が返ってくる。けれども、考えるより先に行動するというのは、むしろ極めてありふれていて、人間の本能に近い。

今、あなたの耳元を、羽音を立てて何かが通り過ぎたとしよう。あなたはそこで、音の方をみて、飛んでいる物体に焦点を合わせて、ハチか、ハエか、確認してから顔をそらすだろうか？　そんな悠長な人はいないと思うのだ。

耳元でブーン　↓　ウッギャと叫んで首をすくめて飛び退《の》く　↓　音が聞こえないところまで逃げながらそちらを見る　↓　虫らしきものが見えたらさらにまたフギャアと叫びながら、時間をかけて物体を目視　↓　「なんだハエかよ」とようやく理解。

これが普通であろう。異論ある人は手を挙げてください。いませんね。先に進みます。

耳元で何かがブーンといったら、まず逃げないと！　もしハチだったらゆっくりそっちを振り向いている間に刺されるかもしれない。耳の中に入ってきたらいやだ。髪の毛は黒くてハチが好きだっていうからやばい。こういった複数の感情が、文章になるより先に、一気に脳内に満ちる。言語化するヒマはない。まずは「やっべ！」、とっさに行動する。そうしないと間に合わないかもしれないからだ。

医者のスナップ・ダイアグノーシスも、これと似ている。雰囲気から行動が導かれ、行動しながら時間をかけて思考を追加していく。

正直にいうと、かつての私は、名医と呼ばれる人たちはもう少し、理屈先行で仕事をしていると思っていた。医者は勉強ができるから、頭でっかちで理屈っぽくて、なんでも言葉にしてそうだな……と、医者である私自身が思っていた。でも違った。やっていることはどちらかというと、耳元の「ブーン」という音に飛び退くアレに近い。もう少しかっこよく例えるならば、プロサッカー選手とかテニスプレイヤーが、ボールに即座に反応して、「考えるより先に体が動いていた」と言うのと一緒だ。長嶋茂雄は監督時代に、「ボールが来たらダッってやってパーンだよ」と選手に説明していたというけれど、あれこそまさに、行動に言語化が追いついていない例だと思う。

探偵のように病名をつきとめてゆく

もう少し具体的に見てみよう。

三十代くらいの男性が救急車ではこばれてきて、ストレッチャー（小さいタイヤがついて移動する簡易ベッド）の上で、背中を押さえながら痛い痛いとのたうち回って脂汗をかいている！

このような患者を一目みただけで、ある医者は「尿管結石だな」と診断するのだという。まさにスナップ。情報少なすぎるだろ、はぁーすごいなー、まだ話も聞いてないのに、クイズ王みたいだ。私は感心する。

しかしその医者がその後どう振る舞ったかを続けて眺めていると、ちょっと思っていたのとは違う。

まず、ナースにひとこと、「きっと尿管結石だね」とつぶやいている。ここだけみるとスナップ診断なのだが、その後すかさず、お腹を診察したり、患者から手短に話を聞いたり、全身をくまなくチェックしたりする。血液検査や尿検査を指示したり、レントゲンのような画像検査をオーダーしたりする。

瞬間的に診断した、と言ってるわりには、その後も患者の周りでどんどん動き回って、次々といろいろな検査を追加していく。「尿管結石だ！」と病名が確定したならば、それ以上診察や検査なんかしないで、治療だけ進めればいいのに。痛み止めを投与して、水分を十分にとらせて、石が落ちるまで待つなり、石の破砕をする機械の予約をとるなり、すればいいのに。

でもこの医者は、初手で尿管結石だろうなと予測しながらも、その他の病気である可能性を潰すために、患者に痛みの時間経過を尋ねて、どういうきっかけでどこが痛くなったのかを聞き取り、お腹を押して痛みの場所を確認し、血液データや尿検査の結果からほかの原因がないかどうかを吟味していく。どんどん行動を上乗せしていって、それから思考の精度を上げていくのである。患者から得られる情報が増えるごとに、検査の結果が返ってくるごとに、医者が最初に見積もった「尿管結石を治療した未来」の解像度が上がっていくような感じ。

「尿管結石だろうな（スナップで判断）、確認するための検査をすぐに入れよう（スナップで行動）、もし違う病気だとしても、こういう検査をしておけば、すぐに治療の方向修正をできるだろう（行動の結果を見ながら思考を追加していく）」

最初に「尿管結石だな」と考えてから、「本当に絶対百パーセント尿管結石だな」と確信して病名が決定するまでの間に、どんどん行動が挟み込まれ、次々と思考が上書きされていく。

この場面を、最初に耳打ちされたナースや、寝転がって苦しんでいる当の患者本人から見れば、医者が病気をすぐに見極めたように見える。あの医者、スナップで尿管結石って診断してたよ、というように。でも実際には、医者は直感的にぼんやりとした未来を知覚した直後から、まず行動し始める。行動を加えて未来予測の精度を上げながら、診断と治療を同時に進めている。

「すぐにわかる病気」というのは、実際には、「すぐにわかっているわけではない」。

どんな病気も、病名確定までにそれなりの時間はかかる。問診や診察、検査を必要とする。未来はそう簡単に予測できない。でも、緊急性が高そうな場合や、雰囲気から連想される未来がかなりはっきり見えている場合は、医者の行動が早いのだ。はたから見ていると「すぐわかった」ように見えてしまうけれど、本当は「すぐ動いた」というほうが正しいのである。

クイズ王は早押しでさっさと答えていくが、ときに間違うこともある。あれはクイズだから許される。医療において、医者がクイズ王くらいの頻度で間違っていたら、患者はたまったものではない。でも早押しが必要な場面というのはある。そういうとき、医者はとりあえず、早押しのボタンだけを押しておく。押しながら、必要な処置を済ませつつ、正解についてはわりとじっくりと考え続ける。

わかるかわからないかにこだわりすぎず、とりあえずどう行動すべきかをしっかり押さえる。これが、医療においては重要なのである。

病院に頼るかどうか迷ったら

このような医者のやり方を、患者の立場から利用できるだろうか。思考よりも行動をわずかに先行させるというのは、患者側にも可能だろうか。

あなたや私が具合が悪くなったときに、まず大切なことは、「すぐ病院に行くべきか、あるいはじっくり家で様子をみてもいいのか」を判断することである。ここでは、すぐに病名を決めるスキルなんて持っていなくていい。自分で薬を調合するスキルもいらない。そんなことはプロの医療者にまかせればいいのだ。まずは、最初の行動選択として、病院（あるいは救急車）にすぐ頼るべきかどうかをサッと選べればよい。

この大事な選択において、自分の経験だけをよりどころにせよというのはいかにも限界がある。そこで、総務省消防庁のアプリ「Q助」をおすすめする。このアプリは自著『Dr.ヤンデルの病院選び』でも紹介したことがあるが、使用料は無料だし、消防庁が気合い入れて作っていてとても使いやすいし、アプリではなくウェブ版もあるのでスマホやパソコン、タブレットなど媒体を問わずに使える。何より使い方が直感的ですごくわかりやすい。何度でもおすすめしていきたい。

まず、元気に本を読んでいる今のうちに、アプリを開いて（あるいはウェブ版のページを開いて）、最初の質問に答えてみよう。

以下の症状で、当てはまるものはありますか。

・呼吸をしていない。息がない。
・脈がない。心臓が止まっている。
・水没している。沈んでいる。
・冷たくなっている。
・どれにもあてはまらない。

いきなりこれが出てくるのでぎょっとする。「どれにもあてはまらない」以外の上から四つの選択肢を選ぶと、ただちに救急車を呼べと言われる。そりゃそうだ。とりあえずここは、一番下の「どれにもあてはまらない」を選ぼう。

するとその後は「ふつうにしゃべれていますか？　声は出せていますか？」や、「ハアハアしますか？　息は苦しいですか？」という質問に、はいかいいえで答えていくスタイルになる。だんだん設問が細かくなっていき、その都度、救急車を呼ぶべきだとか、少し待って翌日に病院にかかれとか、指示が表示される。

病院に行った方がいいかな、救急車を呼んだほうがいいかなと迷ったら、まずは「Q助」を開いて質問に従うといい。このアプリを使っても、病気かどうかはわからない。しかし、行動を選ぶことができる。ハチかハエかを見極めることはできないが、まず、飛び退くべきかどうかを判断できる。名医がやっているように、最初の判断から最初の行動までにかかる時間をぐっと短縮することができる。

「すぐ動く」ことができる。

以上、「すぐわかる病気」＝「医者がすぐ行動する病気」について、ここまで見てきた。

ところで、病気というのはなかなか手強《てごわ》く、ときに、わかるまでに時間を要する病気、あるいはなかなかわからない病気というのも存在する。医者が選ぶ最初の行動が、いつも患者の診断に直結するわけではない。これが、いわゆる「なかなかわからない病気」の正体である。

医者目線からすると、「時間をかけないとわからない病気」。
患者目線からすると、「医者が最初の行動に出てくれない病気」。
社会目線からすると、「医療者と患者のどちらかに何らかの問題があるから、解決することができない病気」。

この三つは全く同じ意味ではない。そして、いずれも、シアターを混乱に陥れる。ただしその一部は、必ずしも恐れる必要はないのだが。

3　なかなかわからない病気

本書の冒頭から繰り返し述べてきたことをあらためて書く。患者が病気であると診断することは、「未来を予測し、備えて行動をすること」である。

たとえば今、痛みや苦しみがあるとして、それが将来消えてなくなると予測できれば、治療をしなくていいという行動を選択できる。あるいは逆に、痛みがどんどん強くなるだろうとか、苦しみの先に生命の危機があるだろうと予測するならば、診断はとりあえず後回しにしてでも早く処置をする。

これらはいずれも、「すぐわかる病気」に対する対処であり、「すぐ動いた」例である。では、逆に、「なかなかわからない病気」に対しては、医療はどう対処しているのか。

まず、医者目線から話をしよう。

一部の病気は、本質的に、時間をかけないとわからない。一握りの有能な医者ならすぐわかる、という意味ではなく、どんな医者がみても、時間をかけない限り正解にたどり着かない病気があるのだ。

様子をみるとは？

たとえば、咳喘息《せきぜんそく》という病気がある。

この本は病気をひとつひとつ丁寧に解説する医学書ではないので、詳しい説明は省くが簡単にイメージだけ書いておく。咳喘息は、咳の発作があるときに患者はとてもつらい思いをするけれども、咳がないときには検査をしても異常が見つからない病気だ。そして、患者が病院を受診するのはたいてい、症状がないときだ。

医者は、毎日のように咳で苦しんでいる患者に、まずは詳細な聞き取りを行う。夜間に呼吸が苦しくなりましたか、以前からこのような症状は出ていたのですか、季節による変化はありますか、咳をするときどんな音がしますか、タンは出ますか、何かお薬を飲んでいますか、アトピー性皮膚炎にかかっていますか……。患者はそれに答えていく。

その後、聴診をして肺や気管支の音を聞いたり、ときにはレントゲンをとったり、呼吸機能検査を追加したり、血液検査をすることもある。

けれども、診察室で発作が起こっていない場合、決定的な証拠はなかなか見つからない。咳が酷《ひど》くて夜中に救急車を呼んだけれど、病院についたときにはもう治まっていた、なんてこともある。

そういうときに、医者は、このような言い方を用いて、初回の行動を選択する。

「お話をうかがう限りでは、おそらく咳喘息でしょう。この吸引する薬を使ってみてください。使い方は看護師から説明しますので、守ってくださいね」

そして、さらにひと言、こう付け加える。

「もしこの薬を使ってみて、よくなったら、咳喘息です。引き続きうちに通ってください、薬を出しましょう。ただ、この薬が効かないようだと、他の病気の可能性があります。その場合は別の治療を行いますので、この薬が効いても効かなくても、またうちにかかってください」

この「効いても効かなくてもまた受診してくれ」というセリフに、私自身は誠意を感じるのだが、それは事情をわかっている医者目線で見ているからかもしれない。患者目線からすると、きっとこのセリフの受け止め方は異なるだろう。

（なんだよ、咳喘息じゃないかもしれないのに、咳喘息の治療を始めるのか。ビシッと今日診断を決めてくれればいいのに。しかもまた病院来なきゃいけないのかよ……）

患者はもう少し、「早くわかる医療」を望むはずであり、医者のチンタラした対応にはたぶん不満だと思う。無理もない。わざわざ病院にかかったのに、その日に解決しないというのだから……。

でも、これは、咳喘息「疑い」の人に対するおそらく一番誠実な診療である。発作がないときに診療している限り、どうしたって情報が足りない。だから、咳喘息の可能性が高いとわかった時点で、あたかも見切り発車のように咳喘息の治療を開始して、それが効くかどうか様子をみる。効果があれば、当初の読み通り、咳喘息と診断確定して、引き続き同じ治療を続ければよい。もし薬が効かなければ、それはそれで、「咳喘息を否定する」という診断ができる。次に病院に来たときには、他の病気に対する検査を追

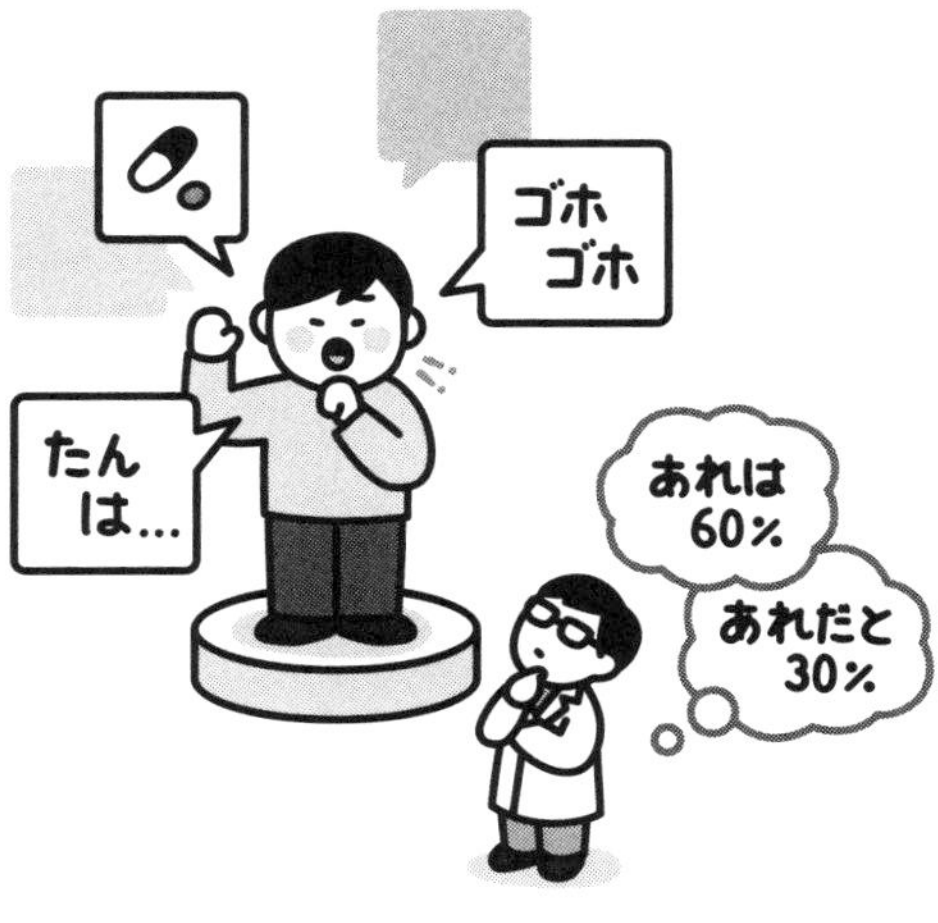
ゴホ ゴホ
たん は…
あれは 60%
あれだと 30%

加したり治療を選びなおしたりすればよい。

この場合、医者は、薬が効いても効かなくても一歩前進だ、と思っている。時間をかけて手順を重ねればいずれわかるだろうと踏んでいる。「病気がわからない」のではなく、「行動すればいずれわかる」という考え方である。

前節で扱った、「とりあえず尿管結石だと思うから、尿管結石に対する処置を準備しつつ、尿管結石以外の可能性をきちんとつぶしておこう」というのと、本質的には何も変わらない。

医療というのは、時間軸を利用して行うべきものなのだ。時間の経過を、診断にも、治療にさえも利用する。薬を使ってみて、それが効いたかどうかを判断基準に採用することは、情報を集めにくいタイプの病気に対する行動を適切に選び取っていくための知恵だと考える。

ところがこれはあくまで医者の考え方であって、患者からすると違和感がある。

「喘息の治療が効かないとわかるまで他の検査をしないなんて、怠慢ではないか?」

「とりあえず効くかどうかわからない薬を投与するなんて、人体実験じゃないか?」

「見切り発車はやめろ」

気持ちはわかる。でも事情をわかってほしい。

医療は詰将棋

まず、この医者は、喘息以外の検査を全くしていないわけではない。問診やレントゲンの段階で、すぐわかる他の病気については否定しているのである。医者の頭の中には、「咳喘息でしょう」と言うまでの間に、いちいち言語化していないけれど、多くのリストをチェック済みだ。

細菌性肺炎の可能性なし ☑
マイコプラズマの可能性たぶんなし ☑
結核の可能性なし ☑
心臓が原因の咳ではない ☑

胃や食道が原因ではない　☑

その上で、診断を、ざっくりと以下のように見積もっている。

咳喘息	60％
アトピー咳嗽《がいそう》	10～20％
好酸球性気管支炎	10％
その他	10％ちょっと

数字は私が適当につけた。この数字は、ガソリンスタンドの値段表示よりもすばやく変わっていく。患者にひとつ話を聞くごとに、5％アップ、10％アップ、10％ダウン、とめまぐるしく推移していくかんじ。

咳喘息というのは病気の性質上、診察室で百パーセントの診断を出せない。しかし、咳喘息が一番疑わしい、というところまではたどり着く。私は先ほど「見切り発車」と書いたが、文字通り、ある程度までは「見切って」いる。見切り発車というのはネガティブな意味を含む言葉だけれど、真の意味で見切ってから発車しているわけで、この場合はそれほど悪いことではない。確率をある程度見極めてから、「ある吸引薬が効くか、効かないか」という情報を探りに行っているのだ。高度で前向きな診療戦略である。

もっとも、医者側の意図を、患者が十分に共有していないときには、誤解が生じやすい。患者に「病気の正体がなかなかわからないから適当に治療を選んでいるのかな」と思われてしまっては申し訳ない。医療者の説明が足りなくて、診療の意図がわかりづらいとき、患者の病気に対する不安は増大してしまうだろう。

このような病気を前にして、患者は何ができるか。何をすべきか。

まず、一度医者が出した薬が効かなかったときに、その医者をヤブ医者と認定して次の医者に行くというのはあまりいい選択ではない、ということを知っておいてほしい。医者は、この薬が効かなかったらこっちだなと、二の矢、三の矢を放つ準備をしている。最初の薬が効かなかったという強力な情報を医者が手に入れることで、次の行動はより明確になる。それをしないで、医者を替えてしまうというのは、いかにももったいない。三手詰めの詰め将棋で、二手目で将棋盤をひっくり返してしまうようなものだ。

「医療はときおり、少し長いスパンで治療を進めることがあるのだな」と、医療シアターの流れを俯瞰することも役に立つ。名医ならどんな病気にも一発で薬が効き、昨日までふらふらだった自分が明日にはすっかりよくなる、というのは夢物語だ。診断が確定するまでに時間がかかるタイプの医療があると知るだけでも、精神的なストレスがだいぶ減るだろう。医者が最初に放つ矢に期待をかけたくなる気持ちは大変よくわかるが、医者が見据えている未来というのは、必ずしも一本道ではない。


百発百中の診断。

瞬間的に終わる治療。

これらはいずれも、患者が病院に強く期待しがちな「理想」である。医療者も、この理想ができるだけ叶《かな》えられるように日々努力はしているが、ことはそう簡単ではない。

何より、医療の本質がそのようにはできていない。未来予測と行動選択というキーワードを考えてほしい。未来は複数予測したほうが勝率は高くなるに決まっているではないか。一本道の予測なんて、ギャンブルといっしょだ。危なっかしくてしょうがない。

「様子をみる」の本当の意味

プロ野球のバッターは、次にピッチャーがストレートを投げ込んでくるのか、フォークで落としてくるのかと予測する。とりあえずストレートにヤマを張り、思い通りストレートが来れば、ぶったたいてスタンドまで放り込むわけだが、フォークが来たらあきらめて空振り三振、というのでは一流のホームランバッターにはなれまい。フォークが来たらがんばってファールで逃げ、次の球を待つ。粘るのである。するとピッチャーは嫌がるだろう。狙い球は決めるけれどさまざまな状況にも対応できるようにして、じっくりとピッチャーを追い詰めていくのがいいバッターだ。

先ほど、咳喘息の診療を例えに挙げたとき、私は「咳喘息の治療を開始して、それが効くかどうか様子をみる」と書いた。この様子をみるという選択は、複数の未来に対応できるように医者が考え出した手段のひとつである。観察する時間を未来に延ばして、情報を追加するためのテクニックだ。診断がその日の診察室だけでは終わらない場合に、薬を出してその反応性を確かめ、患者の症状がどのように変化するのかを待つ。あるいは、特に治療を施さず、いったん家に帰ってもらって、患者にその後の変化を覚えていてもらう。これは何もしないということではない。診察時間を延長し、診察場所を診察室の外にまで拡張しているということだ。


と、まあ、ここまで、医療者側の思考や事情をつらつらと書いてきたが……。

医者側の意図を、患者が十分に共有していない場合、この戦略はそもそもあまり有効ではなくなる。患者から見て、「病気の正体がなかなかわからないから適当に治療を選んでいるのかな」と思われてしまっては、診療の意味がない。

もっと簡単な言葉で言うと「様子をみる」ということがどういう意味なのかをきちんと説明しない医療者側にも、問題がある。

もちろん医療者側にも言い分はある。忙しすぎて診察時に十分な説明の時間がとれないとか、患者が結論を急いでおり聞く耳をもたない、みたいなケースもある。そういうときはどうしたって説明が不十分になりがちだ。

そもそも患者にとっての病院や医療の「原体験」とは、子どもの頃に小児科を受診したらかぜですねと言われて薬を出されて、家で数日寝ていたら治った、みたいな、即断・即解決型の経験がほとんどであろう。病院とはそういうところだと思い込んでいる人が圧倒的に多い。薬を試しながら様子をみてじわじわと病気を追い詰めていく、みたいな、連続テレビ小説や大河ドラマ型の診療になじみがない。そのことをわかった上で、医療者は、「詰め将棋のように一歩一歩テキの逃げ道を潰していく医療（専門的にはベイズ推定方式の診療という）があるんです」ときちんと説明すべきだろう。

「様子をみる」という診療には弱点もある。

誰もが想像つくだろうが、様子をみているうちに悪化したらまずい。

夜中に下腹部右側を押さえて、脂汗を流して痛がっている人に、もう遅い時間だし朝まで様子をみましょう、というのはかなり危険だ。冷や汗、ふるえ、尋常じゃない痛み、もうろうとする様子、ハアハアと息苦しそう、など、普通の人からみて「やばそう」という状態では「様子をみる」は選択できない。この場合は、前節で扱ったように、「すぐ動く」ことが大切となる。医者が様子をみるという手段を選択するときには、「今後、痛みや苦しさが出てくるかもしれないが、それを待つだけの余裕はある」と判断していることが絶対条件だ。

「様子をみる」か、「すぐ動く」か、現場でどのように判断しているか、実例をひとつ挙げてみよう。みなさんも医療者の気分になって、診療を体験してみてほしい。

お酒を大量に飲んで泥酔した人が、夜中に少量の血を吐いた。血を見た本人は、一緒に飲んでいた友人たちとともに、あわてて病院を受診した。

友人たちに話を聞いてみると、患者は今日、飲みすぎて何度も吐いていたという。それを聞いて医者はいくつかの病気を思い浮かべる。たとえば、吐くことで食道が切れてしまうマロリー・ワイス症候群という病態があり、ときに大量出血の原因となる。また、飲酒とはあまり関係なく、この人が胃潰瘍《いかいよう》になっていて、潰瘍から出血しているかもしれない。さまざまな選択肢がある。未来は複数予測できる。

医者が診察してみると、下くちびるの裏側に血が付いており、どうもそこが切れているようだ。あれっと思って本人たちに聞いてみると、酔っ払いすぎて転んで階段で顔をぶつけた、とも言っている。

うーん。だとすると、血を吐いたのではなくて、くちびるから血が出た可能性もあるのか。ちなみに本人は酔いが回ってきていて、あまり話が通じなくなっている。

この時点で、医者が、「くちびる切っただけだな。家に帰って様子をみてください」と言っていいだろうか？　たしかにマロリー・ワイス症候群や、胃潰瘍にしては、出血の量が少なすぎるような印象はある。おまけに患者本人も、友人たちも、酔っ払っているせいで臭いしうるさいし、なんともないのであれば、正直、早く家に帰したい。けれども……。

一本道の診療は危険だ。可能性をひとつに決め打ちしてしまってはだめだ。

まず、「バイタルサイン」を測定する。血圧、脈拍数、呼吸数、体温。加えて、血中酸素飽和度。これらは、血液が全身をきちんと循環しているか、酸素が体中に行き渡っているか、全身に影響を及ぼすようなヤバい病態がないかどうかを見るための確認項目だ。バイタルサインは非常に簡単にチェックすることができる（採血すら必要ない）し、得られる情報が多い。

現時点で、大幅な血圧低下がなければ、少なくとも体のどこかから大出血しているわけではない、ということがわかる。

次に、全身の診察をもう少し詳しく進める。出血量は少ないようだが、階段で顔を打ったという情報が後から出てきたのは少し気にかかる。くちびるを切っているだけならばともかく、頭を打っているとすると、やっかいだ。今もうろうとしているのはアルコールのせいだけではなく、頭蓋骨をぶつけて頭の中に出血しているのかもしれない。

ここで頭部を詳しく診察すると、後頭部に血がにじんでいた。本人は全く気づいていないようだが、頭も打っているのだ。となると、頭蓋内に出血している可能性も考えておかないと危ない。頭部CTを撮影するという「行動」を選択する。

CTでは頭蓋内には何の問題もなかった。これでひとまずは安心だが……。まだ、患者や友人が言う、「少量の血を吐いた」の原因がわかっていない。バイタルサインは安定している。胃カメラを入れるか？

ここで、医者は、「様子をみる」という伝家の宝刀を抜く。すぐ胃カメラを入れるほどの重篤性は感じられない。病院に来てからは吐血も確認できない。しかし、くちびるを切ったせいでしょう、と判断するには、少し情報が足りない。

患者を処置室のベッドでしばし寝かせておく。

診察をこの短時間だけで終わらせずに、少し時間をおいてみて、血圧や脈拍などに変化がでないか、あらためて血を吐かないか、すなわち時間軸に沿って患者の状態が変化しないか、「様子をみる」のだ。

ここで、酔っ払った患者は怒るだろう。

「おい、何もしないなら早く家に帰してくれ！」

何もしていないわけじゃない。もう少しだけ時間をかけて患者を観察し、重大な何かが起こっていないことをしっかりと確認しないと、安心できないのだ。

看護師は怒っている。こんな酔っ払い、早く家に帰せばいいのに。処置室だって狭いのだから、なんともない患者はさっさと家に帰せばいいではないか。

確かにその通りなのだが……。血を吐いたというエピソード、顔を打ったというのに後頭部に血がにじんでいるという違和感、本人も友人も酩酊《めいてい》していて言っていることがイマイチ信用できないという状態……ここですぐに家に帰すのはリスキーだと考えた。

すると二十分後に患者が突然嘔吐《おうと》した。吐いたものにはかなりの量の血が混じっている。あわてて血圧を測り直すがまだ血圧低下はしていない、しかし脈がだいぶ速くなっている。輸液を追加しながら緊急内視鏡の手配をして、胃カメラを入れると、はたして胃潰瘍が見つかった。モニタ内に血がじわじわとにじみ出ている様子が映っている。

結局、この人は胃潰瘍から出血していたのだ。本人たちの最初の訴えである、「血を吐いた」というのは正しかった。しかしアルコールが回るにつれて言っていることがコロコロ変わり、問診は少しずつぶれていった。顔や頭をぶつけていたことも問題をフクザツにした。

今回、頭部外傷に対して医者はすぐに反応してCTを撮った。これは「すぐ動いた」ことに入る。一方で、血を吐いたというエピソードの評価に対しては、「様子をみた」。

しかし、家に帰して患者に自己観察をさせるのではなく、あくまで病院の中で時間をかけた。患者が酔っ払っていたからというのも理由としてはひとつ（だから早く帰したいという看護師の気持ちもわかる）。けれども、ここで酔っ払った患者を家に帰していたら、その後胃潰瘍から出血が続いていた患者はいったいどうなったかわからない。

以上はあくまで私が脳内で作り出した仮のエピソードだ。実際に酔っ払って血を吐いた人はいないし友人たちも実在しない。処置室でこちらをにらんだ看護師さんもいない。ちょっと細部はてきとうだから、あまり本気にしないでほしい（現場の医者もリアリティのスキマを突っ込まないでほしい）が、ニュアンスとして、「すぐ動く」か、「様子をみる」かの判断がどのように行われているのかを感じることはできるだろう。

「様子をみる」は奥が深い。現時点で重篤な症状が出ていないから、次に症状が出るまでは様子をみていいでしょう、という意味のこともあれば、薬が効くかどうか様子をみて咳喘息という診断を確定させる、ということもある。夜間の酔っ払いから聞き取った限られた情報から即断せずに、重大なケガや病気を見逃さないように備える、というのもやっぱり「様子をみる」だ。

患者目線からすると、医者が何もしてくれない時間がただ続いていくようにも思えてしまい、不安が増幅されるかもしれない。でも、医者と患者の関係が良好なときには、「なぜ様子をみるのか」をきちんと情報共有すればいい。

医者や患者がそれぞれ、「わからない病気」と言いがちなものには、実際、様々なパターンがある。

医者目線で「時間をかけないとわからない病気」というのがある。

患者目線からすると「医者が最初の行動に出てくれない病気」がある。実はそれは、医者にも意図があって様子をみているのかもしれないのだが……ちゃんとその意図が伝わっているだろうか？

ときにこのような状態で医者と患者の仲が悪くなることがある。医者が考えていることと、患者が望んでいることがすれ違って、トラブルになる。そういう状態を第三者（あるいは社会）がみると、「医療者と患者のどちらかに何らかの問題があるんだろう」と判断しがちである。しかし、実際にはそう単純ではない。

一本道の診断や、瞬間的な治療といった「理想の医療」みたいなものが、地道な医療に対する不満のタネとなる。未来予測というのはそれほど簡単ではなく、行動選択にもいろいろなバリエーションがあるということを、頭の片隅に留めておいてほしい。

4　病気には原因がある？

ここまで私は、「病気と平気の線引きはどこ？」という大命題を前に、まずは、医者が病気かどうかをどのように判断しているのか、また実際にどのように行動しているのかという面をクローズアップしてきた。「すぐわかる病気」や「なかなかわからない病気」というありふれた言葉が、実際にはどのような病気あるいは医療を表した言葉なのかを解説してきた。

医療を考える際に「時間軸」というのが極めて大事なモチーフであることは、あらためて強調しておきたい。この後も何度も出てくるぞ。

そして、医者のやり方は、患者側からみても応用が利くということも、覚えておいてほしい。すぐに行動しなければいけないときには「Q助」が役に立つ。「様子をみる」という医療もある。医療の構造を俯瞰しよう。そういうものなんだ、とわかってほしい。


ざっくりまとめると、ここまで私が書いてきたことは、「実際問題、われわれはどうしているのか、どうしたらいいのか」という実学的な内容である。行動選択の手引きと言ってもいいだろう。プロローグでも少し述べたが、私は、世の中の医療者たちが「結局どうすればいいのさ」という患者側の疑問にきちんと答えきっていない気がする。だから、ゴリゴリの医学の話はいったん脇において、実践的に現場でどう動いているかという医療の話を先に書いた。

ただ、いつまでも医学の話をしないのも不自然だ。

そもそも私は、病《やまい》の理《ことわり》を扱う病理医である。病理医の書いたものに「病とはなんぞや」がないと、さすがに編集者のTさんも困惑するだろう。

ちょっとだけわき道にそれるが、私には病理医ヤンデルというツイッターアカウント名がある。

この名前は、私が病理医として情報発信をしようとたくらみはじめた二〇一〇年末、ちまたで少し話題になっていたNHKの番組「マイケル・サンデルの白熱教室　これからの「正義」の話をしよう」というのを見て、じゃあ私はこれからの病理の話をしようじゃないかといきなり思いつき、病理の病とサンデルとをかけあわせて作った。ところがその後、サンデル教授のブームは静かに終わり、ヤンデルという字面をみてサンデル先生のことを思い出す人の数はほとんどいなくなってしまった。令和を迎えた今となっては単にちょっと怪しいあだ名でしかない。

病理医ヤンデルのもくろみと予想外の展開

そんな病理医ヤンデルこと私が最初に取り組んだことは、病理医とは何か、日本全国には病理学をやっている大学院講座がこれだけあるぞ、病理学とはなんなのか、みたいないわゆる「病理についての広報」だった。私の本職である病理診断医と地続きのまじめな仕事としてブログをせこせこまとめたり、ツイートで呼びかけたりした。こういうのは得意だったし楽しかったが、発信力アップにはなかなかつながらなかった。

ところが、マンガ『フラジャイル』の連載がはじまり、病理医を語る創作物がひとつ増えたことで、２０１４年頃から、じわじわと世の中に病理という言葉が浸透しはじめた。フラジャイルの連載がはじまって数か月もすると、ＳＮＳで病理に関連するワードをつぶやく人の数が倍増……いや、倍増では済まないな、十倍以上に増えた。リアルタイムで病理に対する追い風を感じた。

そうなってくると、今度はかえって、病理医ヤンデルなどというふざけた名前のアカウントが発信することは病理学というコンテンツを怪しくみせてしまうのではないか、という懸念が生じた。そこでＳＮＳの使い方を変え、病理学や病理医に対するツイート数を意図的に減らした。オヤジギャグや本の感想をつぶやきながらときおりゲームをしたり出張先のおみやげをネットで募集したりするだけのアカウントになった。つまり、SNSを「広報ボランティア」から「単なる趣味」に変化させたのである。

すると、それまで何をやってもさほど増えなかったSNSの拡散力がじわじわ上がり始め、フォロワー数が漸増し、ぽつり、ぽつりと紙面媒体から執筆依頼が来て、結果的には病理広報アカウントを名乗っていたときよりもはるかに病理の話をしやすくなってしまったのである。計画も何もあったものではない。まじめな話をしようと肩に力を込めていたころは、まじめな本の執筆依頼なんて一冊もこなかったというのに、今こうして、新書まで書いている。これらは私が狙ってたくらんだ行動の結果などでは決してない。全く奇妙なものだ。

なぜ突然自分の発信力が上がったのだろうというのを、自分なりに後付けで考えたこともある。振り返って解析してみたのだ。

たとえば医学とかサイエンスというのは、もともとそういうのを読んで考えるのが好きな人にとっては伝えやすいが、普段あまり興味がない人にはどう易しくかみ砕いて説明してもあまり伝わらない。でも、たとえば読者が医者や学者のパーソナリティをたまたま知っている場合、すなわち「日頃から見てるこいつの言うことなら、まあ聞いてやるか」みたいなところまで発信者と受信者の関係が構築されている場合には、おおまじめな話であっても読んで考えてもらえる確率がグッと上がるようなのである。

かつて糸井重里氏が言っていたこと（「ほぼ日手帳二〇一九」から引用）であるが、

「雑談をすることで、ぼくが大事だと思っているのは『雑談は正直だ』ということなんですよね。話す『べき』テーマでもないのに、ついつい話す内容は『ほんとに思っていることばかり』なんです。雑談をしているときのあなたは、じぶんらしいですよ」

というのを読んだときに、私はそうそうこれだよと膝を打った。かまえて意図を込めた文章よりも、雑談の方が、アドリブ感があり、かえってうそがない。しばしば相手に雰囲気（ゲシュタルト？）みたいなものがまるごと届く。雑談的な会話の中にはその人を形作っている本質みたいなものがちらちら入り交じる。私は、病理広報アカウントという肩書きを下ろしてから、情報発信の仕方が少しずつ雑談的になった。決して狙って仕込んだ戦略などではないが、結果的に、私の言葉は前よりも届きやすくなっていた。皮肉なものである。

人体も病気も「複雑系」である

ちょっと寄り道した思い出話を例にあげるようで恐縮だが、人が社会で生きて暮らしていくとき、その人がどういう道を歩んできたかというのを後から振り返ることはできる。しかし、なぜ今ここにたどり着いたのかという原因をひとつに絞ることは極めて難しい。結果の解析自体はできるのだが、要因は絡み合い、何が決定的なきっかけだったかを絞り込むことはおそらくできない。なぜかというと、人生は「複雑系」だからだ。

「複雑系」は、サイエンス全般を考える上で、避けては通れない概念である。

世にある多くの病気のうち、多くは、原因を一つに決められない。これは、人体が、さらには病気という状態自体が、「複雑系」といって、無数の要素から構成されているからである。社会に暮らす人間は、あまりに多くの要素・要因に囲まれており、もまれたり流されたりバランスをとったりしているうちに、いつしかある種の結果に向けて漂着していく。

複雑系の考え方を当てはめるべきものは世の中にあふれている。気象などはその最たるものだ。当地の天気を予測するためのデータは無限に絡み合っているので、直近一週間くらいならなんとか予測できるが、来年、再来年の天気はほとんど予測できない。あるいは経済学。ノーベル経済学賞を取った学者が何人集まろうとも、いつ株価が上がるか、いつドル円の相場が変わるかはわからない。ざっくりとした予測はできるが、誰かが大きく金を儲《もう》けることができるような予測は成り立たない（成り立てば経済が破綻するだろう）。未来がだめなら過去はどうかというと、たとえばこれまでに経済がどう動いてきたかをおおまかに解析することは可能だが、リーマンショックや世界恐慌が単一の「原因」によって起こったと結論づけることは不可能である。多くの要因が積もり積もって現れた結果だからだ。

さらには歴史。織田信長《おだのぶなが》がなぜ明智光秀《あけちみつひで》に殺されたのかについて、とても多くの要因が絡んでおり、信長の死因をひとつに絞ることは無理だ（明智のせい、とすら言い切れない）。たとえば織田信長が公衆の面前で明智光秀をぶん殴ったから明智が怒ったんだろう、などと解釈するのは簡単だが、織田信長はほかにも理不尽な理由で部下を殴ったり斬ったりしているはずで、なぜ明智に限って織田信長を討とうと思ったのか、さらには討つことに成功したのか、を説明できてはいない。歴史学者は解釈を繰り返していき、歴史の一ページを豊潤に読み解くきっかけを与えてくれるが、あくまで多面的解釈である。今でも演劇や創作物などで信長の死を巡る物語が新たに生み出され続けていることを見ても、歴史が何か一つの出来事をきっかけに編まれたものではないということが容易に想像できるだろう。

人体もまた複雑系である。多くの因子がバランスを取り合ってさまざまな関係が成り立っている。簡単には説明できないきっかけが積み重なって、いつしか引き起こされたものが病気だ。世の多くの人々は、自分がなにかの病気になったときに、「原因はなんだろう」というのをとても気にする。しかし、もうおわかりかと思うが、ある病気に対して、わかりやすい単独の原因が決定できることは極めてまれである。

病気になったのはなぜですか、と質問することは、私がこの本を書くに到った原因はなんだろうと考えたり、今日札幌《さっぽろ》で雨が降った理由は何かと問いかけたりすることに近い。多くの要因が絡み合い、偶然の積み重ねがあるから、今こうなっているとは言えるのだけれども、たとえばあのときツイッターをはじめたから本を書くことになったというほど単純な話ではない。二週間前に赤道付近で生まれた雨雲が今札幌に雨を降らせているとと断定するのは乱暴である。同じように、病気もまた複雑系の産物であり、原因を一つに絞れることはめったにない。

病気の原因はひとつじゃない

たとえば糖尿病。親が糖尿の気があるから私も糖尿病になるだろう、みたいな話をしょっちゅう耳にするのだが、糖尿病は「必ず遺伝する」という類いの病気ではない。遺伝子のタイプが糖尿病の単一の原因ではないことははっきりわかっている。しかし、「全く遺伝しない」わけでもないらしい。複数の遺伝子が、体の糖に対する振る舞い方に影響を与えていることもまた事実である。一方で、食事のスタイル、いわゆる生活習慣は糖尿病発症のきっかけとして極めて重要だ。けれども、節制した生活をしていれば絶対に糖尿病にならないというものではない。同じ暴飲暴食をしていても糖尿病になる人とならない人がいる。

ああ、書いていて複雑だ！　読んでいるあなたも、複雑だと感じることだろう。

規則正しい生活をし、カロリーや栄養バランスを整えて毎日を送ることで、糖尿病をはじめとする多くの生活習慣病のリスクを下げることはできる。しかし、どれだけ食事に気を遣っても、体質的に血糖が高くなる場合はある。また、膵炎《すいえん》や膵臓がんなどの理由によって糖尿病を発症することもある。おまけに生まれつきインスリンの出が悪いタイプの糖尿病というのもある。本来、多因子によって発症が決まる糖尿病のことを「生活習慣病」などと呼ぶのはあまり正確ではない。この呼び名は雑だなと思う。

がんも一緒だ。なぜがんになったのか、というのは決して解くことができない不適切問題である。

有名なところでは、タバコを吸っていると肺がんになる、という話がある。タバコは確かに様々な病気のリスクをアップさせるし、タバコを吸っていると肺がんに「かかりやすい」までは言えるのだけれども、タバコを吸っていなくても肺がんにはかかることがあるし、タバコを吸いまくっていても肺がんにならない人はいる（ただし他の病気のリスクもめっちゃくちゃ上がるのでいずれにせよタバコはやめたほうがいいけれど）。

がんというのは細胞の中に含まれているプログラムにエラーが生じて発生する病気だ。つまり、「がんの原因は遺伝子異常」と言うこと自体は間違いではない。しかし、ではなぜ遺伝子に異常が生じるのか？　と疑問を深めようとすると、途端に解決しきれない謎がいっぱい飛び出てくる。生まれつきの体質だけでは絶対に説明できない。かといってタバコをはじめとする環境要因だけでもうまく理解できない。

糖尿病もがんも、言ってみれば「併せ技一本」で発症する病気だ。技あり二つで一本、というのではなく、効果や有効が無数に積み重なった末での一本。

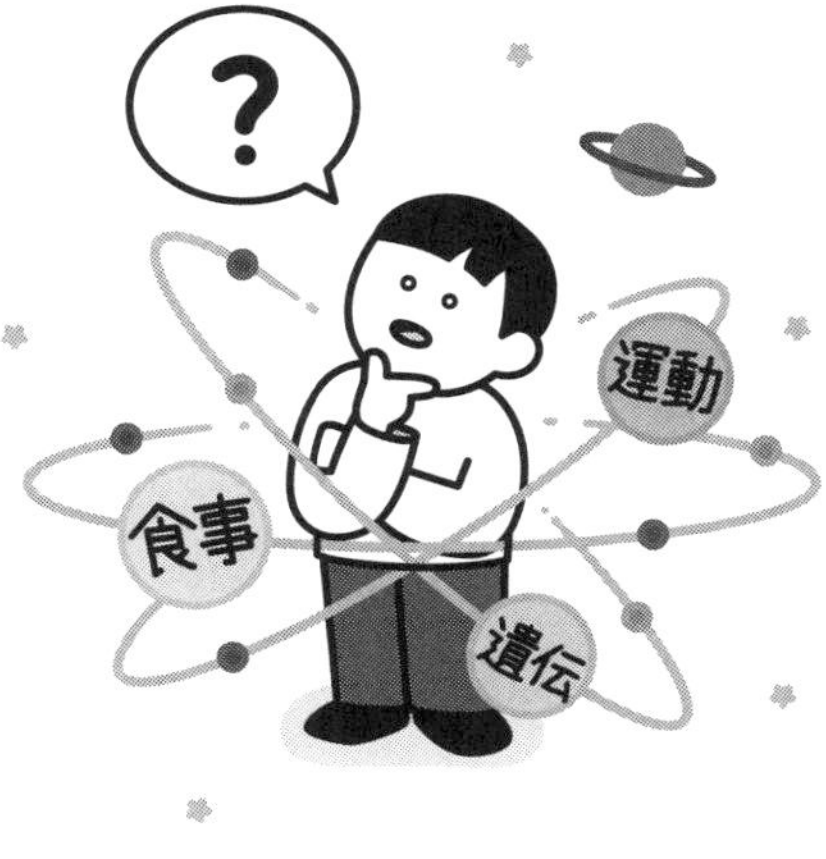
?
運動
食事
遺伝

こういうことを言うと自暴自棄になる人がいる。

「つまり病気なんてものは、なぜなるのか、どうやったら防げるのか、まるでわからんってことでしょ？　なってみないとわからないんでしょ？　じゃあもうあきらめて、運任せに生きていくしかないじゃん」

これはちょっと話が飛躍しすぎている。言い過ぎだ。


たとえばぼくがこうして新書を書くに到った原因は無数にある、それは間違いないけれど、ツイッターをはじめていなければきっかけは違った形になったろうし、編集者のTさんが私に気づかなかった可能性も高い。ツイッターは本を書くに至った単一の原因ではないけれど、たぶん、原因の一つであることは間違いない。

ちょっと一つ頭の中に思い浮かべてほしい風景がある。

ぼくの人生がこの先どうなるかが、くじびきで決まると仮定する。ガチャでもいい。サイコロでもいい。とにかく、「運を試すグッズ」を想像してもらえればいい。

ツイッターをやっていないとき、ぼくは毎日、くじを引く。くじは五本とか十本というレベルではなくて、三百万本くらいある。おまけに、一本引くたびに補充される。三百万本のくじの中に、「新書の依頼がくる」と書かれたものが三百本くらい入っている。そのまま引くと、新書を執筆することができる確率は、一万分の一だ。まあなかなか当たらない。スーパースペシャルレア（ＳＳＲ）である。

しかし、ツイッターをはじめると、このくじの割合が変わる。当たりくじの数が、五百本、千本と増える。フォロワー数が増えるごとに、あたりくじの数が少しずつ増えていく。だからツイッターをやることで、「本を書きやすくなる」ことは正しい。しかし、ツイッターのおかげで本が書けたと言い切ることは難しいのだ。なぜかというと、くじの数はほかにも様々な理由で増減するからである。

他社から医学書を出版したときには、あたりくじが一気に十万本増えた。しかし、その一方で、ツイッターで「ワクチンを二倍にするとワクワクチンチンだね」とつぶやいたことをきっかけとして、二万本ほど当たりくじが消滅したこともあった。

無数の要因が、くじの数を、増やしたり減らしたりし続ける。私はそれを横目に見ながら、毎日、くじを引いていくしかない。

病気になる、ならないというのも、実はこのくじびきに近い。タバコを吸うことで、肺がんくじの当たり（この場合、ハズレか？）の数は、一気に五万本くらい増える。なお、タバコの場合は始末が悪く、食道がんのくじや咽頭がんのくじ、喉頭がんのハズレ本数も一斉に増える。タバコを吸えば必ず肺がんになるとは限らないけれど、私たちは生きている間中くじを引き続けているわけで、くじの比率には慎重になっておいたほうがいい。ヤケになって運命に身を任せる前に、ある程度、できることはある。

複雑系を動かす要因は無数にあり、かつ、その要因が時間軸に沿って増減し、結果として病気が現れてくる。たとえば心筋梗塞《こうそく》は心臓の表面を走行する冠動脈に血栓が詰まることで、心臓に酸素が行き渡らなくなり、心臓の筋肉が死んでしまうという病気だ。心筋梗塞の直接原因は「冠動脈が詰まること」だけれど、「なぜ冠動脈が詰まったのか？」を探ることはそれほど簡単ではない。動脈硬化、高血圧、脂質異常症、糖尿病、肥満など複数の要因に加えて、運も関与する。私たちにできることは、病気になる原因を全部除去する、みたいな極論ではない。そんなことはそもそも不可能である。

人間が複雑系であるせいで、病気の予測などがしづらくなるのだったら、人体をもっと単純化すればいいではないか、というアイディアもある。たとえば特定の食材ばかりを毎日食して、朝はひたすらヨーグルトのみ、昼はとにかく大根サラダ、夜はサラダチキンしか食べない、というように人体の構成要素をできるだけ減らしてしまったらいいではないか、と考えるわけだ。

しかしこれはむしろ危険な考え方である。人体は、複雑系だからこそ、無数の外界刺激に手を替え品を替え対応できるのであって、取り入れる栄養素を少なくするということはそれだけ防衛手段を少なくすることに等しい。できれば日替わりで違う食材を食べて、栄養を補っておいたほうが、複雑系を維持する上では有利である。

人体が複雑系であることを理解すれば、奇跡の水を飲むことで万病が治るとか、肉食をやめないとがんになる、みたいな話がいかに荒唐無稽であるか直感的にわかるようになる。それは、たとえば私が、「二〇一一年の四月十一日にツイッターをはじめたことでこの新書を書くことになった」と言うのと同じだ。人生という複雑系においてたったひとつのきっかけがその後の行動を導くと思っているのだとしたら、脳がお花畑であると言わざるを得ない。さまざまな出会いがあり、あれこれと考えてきて、いろいろな行動をして、多くの偶然があったからこそ、たまたま私は今こうして新書を書いている。この感覚がわかっていただけると、大変ありがたい。人体とか健康とか病気を一元解釈するのはやめたほうがいい。

ところで私の知人はすぐテレビの健康特集にダマされる。ある週には納豆が体にいいと聞いてスーパーで納豆を買い込み、翌週にはカスピ海ヨーグルトがいいらしいと聞いてヨーグルトを買い、そのまた次の週にはバナナが、さらに翌週にはブロッコリーがいいと聞いて毎週違う食材を楽しそうに買い集めている。私はそれを見て、最初は、テレビのいいカモじゃないかと悲しい気持ちになったのだが、あるときふと、「週替わりで違う食材を試している結果、多様な栄養確保をできているんだよな……もしかしたらこれって、すばらしい食生活なのではないか?」と思った。一部の人間にみられる「飽きっぽさ」というのは、本人に多様な因子と触れる機会を与える、優れた生存戦略なのかもしれない。人間が進化の末に「飽きる」という脳の仕組みを失わなかったのも、もしかしたら適者生存の過程では大切なできごとだったのではないか、と考えこんでしまうのだ。

5 結局病気ってなんなの？

第1章で書いてきたことは最終的に、「患者が病気かそうじゃないかって、誰がどうやって決めるの？」という大テーマに結びつく。これに答えるためにさまざまな例えを用いながら、ときに少しだけはぐらかすように、ときになんだか概念的なことを語ってきた。ちょっと振り返ってみよう。

今、あなたの頭の中で、これまでなんとなく存在した「病気とは」というイメージが少しずつ上書きされていればいいなと思う。特に私が重要だと考えることは、病気というものが今この瞬間に痛みや苦しみをもたらすだけのものではなく、未来に何かを引き起こすものだと知ることである。病気の本質は未来予測とセットで理解されるべきだ。

医療現場ではさらにもう少し実践的に、「ひとまずどう行動するか、しないか」を選び取っていくことが重要視されている。未来を正しく予測することに時間をかけるよりも、医療者たちがまずどう動くべきかということが優先だ。医者は行動しながら考える、あるいは行動と同時に考える。そういうやり方で多くの医療は行われる。実益を優先するならば当然のことであろう。皆さんも、頭でっかちな医者が患者をほっぽらかしてうんうん唸《うな》っているより、とりあえず胸の音を聞くなり薬を出すなりしてもらった方がいい、と思わないか？　病気の正体が何であるかはひとまず置いといて、とりあえず「Q助」で救急車を呼ぶかどうかわかれば便利ではないか？

以上をまとめると

・病気というのは現在だけで成り立っているものではない。時間軸を加えた解析が必要。

・病気というのはかなり難しい。医療現場ではそもそも病気の全てをわかろうとする前に行動し、それが結果的に人々の役に立つ。

これはつまり、「病気ってなんだかよくわからないままに対処されている」ということになる。なんだか皮肉な結論ではある。

実際、病気というものは、原因一つに結果一個みたいな単純なものではなく、ときに群像劇と表現されるような複雑系だと書いてきた。「わかり切る」には知恵と覚悟と時間が要る。

「結局病気ってなんなの?」

と質問したい人にとって、病気があたかも大河ドラマのような一大叙事詩だという真実は、言うなれば、不都合である。ひとことでスパッと答えられない。そのためか、私たちは日頃、病気というものをもう少しカンタンに捉えている。不正確であることは承知の上で、もっとシンプルなストーリーに近似してしまっている。

それは、こうだ。

「具合が悪ければ病気。病院は具合が悪いのを治すところ。治療すれば具合が悪いのがよくなる。よくならなければ、最悪死ぬ」

ここまで単純にすると、子どもでも理解できる。今、あなたは苦笑しただろうか？

「よくならなければ最悪死ぬ、ってひどいな」

もちろん、あまりに乱暴で、大雑把すぎるまとめ方ではある。けれども、非医療者はおろか、医療者、医者も含めて、多くの人間は、病気って結局そういうことでしょ、と雑に捉えている。実際この理解の仕方でも、あまり問題はない。病気とはなんぞやという質問に「具合が悪ければ病気だよ」という回答をしても、たいていの場合は許される。「病気ってのは、具合が悪いってことだよ」というのが、私たちにとって一番基礎的な病理学（やまいのことわり）なのだ。

病理学を知っておこう

私たちは、子どものころにかぜで小児科にかかったときの、「具合が悪い、これはかぜ。親が病院に連れて行った。薬を飲んで寝ていたら治った」という原体験が、脳にしっかり染みついているのだろう。ある種の呪縛に近い。この呪縛からいつまでも解き放たれないために、私たちは大人になってからかかる病気の多くを勘違いしてしまう。

「高血圧ゥ？　そんなもの薬でパッと治らんのかよ」

「がん？　今、俺はどこも具合悪くないのにか？　ちきしょうもうおしまいだ、死ぬんだ」

こういうセリフを耳にしたことはないだろうか。あるいは、あなたも内心、これらの病気に対して、当たらずとも遠くない感想を持ってはいないか。

「かぜなんて病気じゃねぇよ。平気だよ、ほっときゃなおるんだから」

「喘息？　体弱いんだな」

「腰痛、年だねえ」

これらはみな、「雑な病理学」が私たちにもたらした、短絡的でピントの甘い近似であり、病気の偶像である。

あらすじは所詮あらすじだ。

病気とはなんなのか、ということを、あなたは、もう少し深く知るときが来た。

まずは行動あるべし。適切なタイミングで「Q助」を開こう。医者が様子をみると言ったらそれは戦略なのだと知ろう。そこまでは日常をうまく乗り切るためのスキルとして手に入れておこう。

その上で、ここまで読み進めてきたあなたは、一段詳しい病理学について、さわりだけでも知っておいたほうがいい。

結局、病気とはなんなのか？

私がこの新書に向けて書いた原稿を入れているデスクトップのフォルダ。そのすぐ右隣に、別のフォルダがある。そこには、別の教科書の原稿が入っている。私の五冊目の単著であり、本書（六冊目）よりも先に書き上げたものだ。看護学生や、ひいては医療者以外のあらゆる人に読んでいただける、『病理学の教科書』である（書名未定。照林社。発行は二〇二〇年春の予定）。

この教科書で、私は、病気と健康というのを、次のように定義した。

病気とは、「こないだまでの自分がうまく保てなくなること」。
健康とは、「こないだまでの自分をうまく保ち続けていること」（ホメオスタシス）。

ぶっちゃけこれ以上の定義はない。すべてはここからスタートする。病理学の教科書ではこれに続いて学術的な話を進めていくのだが、本書では、上のキーワードを具体的な病気にあてはめながら、あなたと一緒に、何がどう狂ったら病気なのか、病気は将来何をもたらすものなのか、というのを順次見ていこう。

第2章　それって結局どんな病気なの？

1　お腹が痛くなるってなんなの？

はじめにとりあげる「病気」をどれにしようか、考えた。そして、まずは腹痛をテーマにしようと決めた。

なぜかというと、腹痛というのは、この本を読んでいる全員が必ず経験したことがあるはずだからだ。生まれてこの方、一度もお腹が痛くなったことがない人というのはまずいない。ごく普遍的で、誰にも想像しやすい。最初にとりあげる題材としてこれ以上はないと思った。

もっとも、よく考えるとなかなか不思議な話である。たとえばこれまで花粉症になったことがない人というのはいっぱいいるだろう。血便が出たことがある人は限られている。鼻血を出したことがない人も少しはいるのではないかと思う。けれども、お腹が痛くなったことがない人はめったにいない。

なぜか？

それは、腹痛というのが正確には病気そのものを指す概念ではなくて、単なるアラームに過ぎないからである。

病気や平気のことを考えるとき、ぼくらはまず、どこかが痛いとか苦しいとかいう症状を思い浮かべる。しかし痛いとか苦しいという現象イコール病気ではない。

例え話で説明しよう。ルパン三世とかキッドのような怪盗が侵入する美術館には、防犯センサーが取り付けられている。センサーが侵入者に反応するとアラームが鳴り響く。アラームは、宝石を入れるケースが破壊される前にけたたましく鳴るから意味があるのであって、すっかりお宝を奪われたあとに鳴ってもしょうがない。アラームは実害が及ぶ前に鳴り始める。これと同じで、真に病気になる前から鳴るのが「痛み」である。体にはセンサーが張り巡らされており、病気の徴候を察知すると痛みという名のアラームが鳴り響く。

美術館にとっては宝石を盗まれたことこそが一大事なのであって、アラームが鳴ること自体は別に大した問題ではない（うるさいけれど）。これに対して人体の場合は、アラーム自体がそもそも不快で、かつ重要な問題である。普通に生きて暮らしている私たちにとっては、自分が病気かどうかなんてことよりも、痛いかどうか、苦しいかどうかのほうがはるかに切迫した大事件だ。だからこそ痛み止めという商品が売れる。実際のところ、痛いからと言って毎回必ず病気であるとは限らない（まだ泥棒は何も盗んでいないかもしれない）のだけれど。

痛みは病気のアラーム

ということで本項では、病気を考える前にアラーム、すなわち痛みについて考えてみようと思うのだが、痛みをひと言で簡単に語ろうと思うとそれこそ痛い目に遭う。痛くなる部位によって痛みの持つ意味がまるで違うし、腹痛ひとつ例に挙げても様々なのでなかなか難しい。あきらかに軽症で放っといてよい腹痛もあれば、激烈で動けなくて命に関わるような腹痛もある。仮病の原因に使われて保健室でサボるダシにされる腹痛もあれば、真の病気が隠れていて早く治療しないと生命に危険が及ぶような腹痛もある。

程度の差。深刻さの違い。症状が激しければ必ず重大な病気が隠れているというわけでもないから難しい。平気ではないが病気でもない、という状態はあり得るし、逆にたいして痛みは強くないけれど大きな病気の氷山の一角だったりするとやっかいだ。便秘の痛みにのたうちまわって苦しんだ人もいれば、腸管が破れているのに痛みが少なくて気づかなかったため重症になってしまった人というのもまれにいる。

痛みの種類をきちんと分類して、痛みの性状や原因を見極めることができれば、真に心配しなければいけない病気を反映した腹痛と、放っておいても大丈夫なハライタとを区別できて便利である。そもそも、なぜアラームが鳴っているのかわからない状態というのは不安だ。不安は人類が戦うべき最強の症状であり、知恵はときに不安を和らげてくれる。つまり、いろいろ知っておいてはどうですか、ということだ。

そもそもあらゆる痛みや苦しみは、本来、生命にとって必須の機能である。人体は何かがあると、機能としてのアラームを発する。熱いやかんに触ったときに、痛みにも似た「あっつ!」という感覚があって手を反射的にひっこめるからこそ、ヤケドを最小限に抑えることができる。うっそうと茂った森の中を歩いていて、飛び出ていた木のトゲが腕をチクリと刺したときに「いって！」という感覚があってスバヤク逃げるからこそ、ケガを最小限に抑えることができる。もしこのとき、熱さ、痛さを感じなければ、やかんの熱は手を深々と侵して、軟部組織まで焼けただれてしまうだろうし、木の枝は腕にしっかり刺さって肉を切り裂き血が大量に吹き出るだろう。

腹痛もこれと一緒だ。人体に危険を察知させ、回避行動を取らせるためのシグナル。アラームは一種類ではなく、痛みの原因部位によって異なるタイプの痛みが生じる。大きく分けると、「すごく精度のいいアラーム」と、「なげやりで雑なアラーム」とがある。

前者は、体の比較的表面に痛みの原因がある場合。

後者は、体の奥深く、とても触れないようなところに痛みの原因がある場合に起こる。

あくまで原則だけれど。

体性痛と内臓痛

たとえば皮膚や筋肉、すなわち体の表面付近に痛みの原因がある場合、その場所がピンポイントで鋭く痛む。痛い場所を指で指し示すことができるのが特徴だ。これを体性痛という。体性痛は、先ほどのヤケドやトゲを回避するための痛みと本質的には一緒なので、原因をいち早く正確に示すことが重要視されており、つまりは痛い場所にそのまま痛みの原因がある。痛みの原因に対して、避ける、逃げる、引っこ抜くなどの物理的な対処をするために、場所が正確でなければ話にならない。アブに刺されたときに、痛む場所が三センチずれていたら、瞬間的に手で追い払えないだろう。

一方で、体の深い部分、たとえば臓器そのものに痛みの原因がある場合には、お腹の真ん中付近、あるいはお腹の全体が痛くなる。お腹の中の、左右どこに原因があろうと、細かい場所はどうでもいいんだと言わんばかりに真ん中が痛くなる。すなわち、このタイプのアラームは場所を示す効果が薄い。これを内臓痛という。そもそも場所を正確に指定して注意喚起したところで、内臓が我々の手の届かない場所にある限り、意味がない。手が届かない場所の対処はできないのだから。月面にルパン三世が現れました、今から月を壊すと言ってます！　と言われたところで地球にいる銭形のとっつぁんはただオロオロするしかない。月面に精度のよいアラームを設置する意味はさほどないのだ。

人体に配備されている内臓痛タイプのアラームも、同じである。

体性痛はイメージが簡単だ。でも、内臓痛については、もう少し細かく説明したほうがいいだろう。

たとえば食道や胃、腸の粘膜がダメージを負っているときには、いわゆる「胸焼け」であるとか「腹痛」が生じることがある。ぼんやりと腹が痛い、あるいは違和感があることはわかるが、その痛みの原因がどこにあるか人差し指で示せといわれても、指せない。なぜ人体はこんな中途半端なアラームを用意したのか？　それは、仮に消化管の粘膜（内側の壁）がやられていたとして、私たちは指から触手を出してその部位を探りにいけるわけではないし、外から気功で粘膜を治せるわけでもないからだ。人体は内臓については「何かが起こっているよ」というアラームだけを鳴らし、痛みの原因部位に関しての情報はあまり教えてくれない。だってどうしようもないのだから。内臓は触れないのだから。

おそらく皆さんが一度は経験しているだろう腹痛のほとんどは、内臓痛である。たとえば、食あたりでお腹がぐるぐるキリキリとなっているとき、指で示せるほどピンポイ

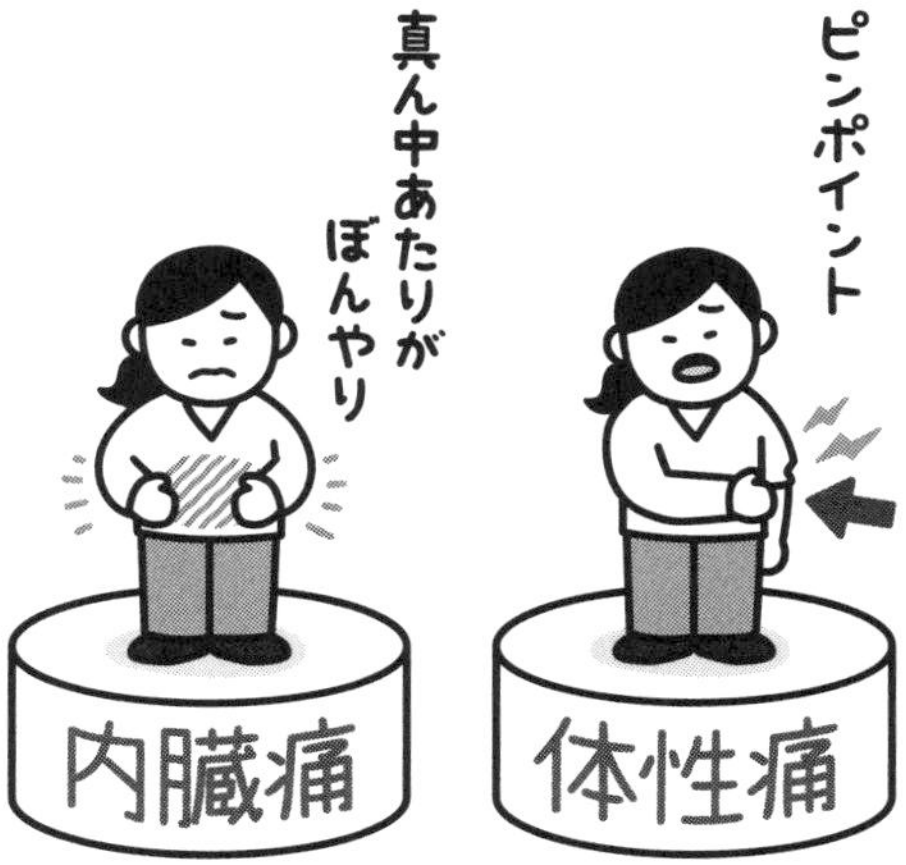
真ん中あたりがぼんやり
ピンポイント
内臓痛
体性痛

ントで痛くなることはない。あれが典型的な内臓痛だ。

便秘でお腹が痛くなるというのはいやなものだ。これを先ほど私は雑なアラームと書いた。内臓は手で触れないし、処置のしようがないと。しかし、では便秘の腹痛が全く無意味なアラームかというと、おそらくそうではない。たとえば乳幼児は、排便をがまんすることで腹部にぼんやりと痛みが出ることを知り、排便・排ガスすれば痛みは減るということを、アラームを体感しながら、文字通り体を張って覚えていく。内臓痛は、生きていく上で必要な行動を脳に教え込む、荒削りな体育会系教師のような側面をもっている。

痛みとひとことで言っても、体性痛と内臓痛というのがある、というのはわかっていただけただろうか。ほかにも、後ほど別項で触れる血管痛というのと、あと、もうひとつ関連痛というのもあるので、話はそれほど簡単ではないのだが……。

内臓痛については、もう一段難しい話もしてみよう。

痛みと時間経過

虫垂炎という病気のことを考える。虫垂というのは内臓の名前だ。だから虫垂炎は内臓痛である……指で示せないお腹全体がぼんやりと痛くなる病気だ……と言いたいところだが、実際にはそうではない。正確には、虫垂炎は「内臓痛からスタートするけれど、いつまでも内臓痛におさまってはおらず、次第に体性痛に移行する」。痛みの性状がだんだん変わるということだ。複合技である。話がレベルアップした感じがする。

虫垂炎というのは文字通り、虫垂に炎症という名の「敵と味方の大戦争」が起こった状態である。虫垂は、体の右下にあることが多く、盲腸の盲端部にピヨッとぶら下がっている（なぜか知名度が高い、あなたもイラストを見たことがあるかもしれない）。この虫垂の粘膜に炎症が起こると、最初は胃痛や腸管の痛みと同様に、お腹の中心あたりがぼんやり痛む。内臓痛としてスタートするわけだ。しかし、虫垂という小さな臓器は、炎症が進行すると簡単にぼろぼろになってしまう。ほかの臓器ほど大きくないので、余力がなく、もろいのだ。すると、虫垂の周りにある他の腸管や、「お腹の壁」に炎症が及ぶようになる。

この、「お腹の壁に炎症が及ぶ」と、痛みは内臓痛ではすまなくて、体性痛となる。私たち人間は魔法使いでない限り虫垂という内臓に手が届かないが、虫垂で起こった炎症がお腹の壁、すなわち「手の届きそうな範囲（?）」にまで及ぶと、その部分がはっきりと痛くなりはじめるのである。まったく人間のアラームとはよくできている。そろそろなんとかしろという意味にもとれる。

虫垂炎が体性痛を発し始めると、かなりヤバいサインだ。虫垂がやぶれかけており、炎症が周囲に及んでいるということ。こうなると早急に手術しないといけない。もし炎症によって虫垂が完全に破れてしまうと、お腹の中に腸の内容物がばらまかれることになる。腸の中身というのは食べ物と常在菌とカスの混じったもので、「敵味方が入り交じったもの」なのだが、これがお腹の中という無菌の平和な温室になだれ込むと大変な炎症が起こる。人体は一気にピンチに陥る。

この大ピンチの一歩手前、炎症がお腹の壁に及んだ時点、すなわち痛みが体性痛に変化した時点で、いかに虫垂炎と見抜いて治療するかが大切だ。ぼんやりとした痛みの場所が、だんだんピンポイントで指し示せるように変わったら要注意。虫垂炎の患者の典型的な時間経過は、「最初、お腹の真ん中付近がぼんやりと痛んでいたものが、次第に右下腹部が痛くなり、指で痛みの場所が指し示せるくらいはっきりと右下が痛くなる」である。なお、場所だけでなく、痛みの響き方も変わる。

「それまでは、歩いても走ってもさほど痛みが変化したりはしなかったのに、今や歩くだけでお腹の壁に激痛が響く。歩いてお腹の壁がちょっと動くだけで激烈に痛いので歩けない」

痛みの性状が時間とともに変化していくのが虫垂炎の特徴なのだ。

この、「痛みの性状が時間と共に変化する」という情報をつかみ取ることは、医師にとって診断の極意と言えるものである。腹痛に限らない。どこかが痛い患者が現れたら、どこが痛い、どれくらい痛いという情報とともに、「時間によってどう変わったか」というのを必ずチェックする。時間経過情報が一番大事だと言っても過言ではない。

痛みというアラームが、時間とともにおさまりつつあるのか、波があるのか、だんだん強くなるのか、ぼんやりしていたものがはっきり指し示せるように変わるのか……。

これらを聞き取ることで、医師は、腹痛の原因までも見通すことができると言っても過言では……さすがに言い過ぎかな……でも、やっぱり、かなりわかる。

虫垂炎は一番典型的な例だ。痛みの場所が時間経過とともに変わる。しかし、時間とともに変わるのは場所とは限らない。痛みそのものが強くなったり弱くなったりすることがある。これも大事な情報だ。

内臓痛が周期的に強くなったり弱くなったりしている場合を考えよう。ときどき痛くなって少しラクになってまた痛くなってを繰り返すような、場所を指し示せない痛み。このときはまず、小腸や大腸といった腸や、胃、十二指腸、胆嚢《たんのう》、つまり食べた物を送り出したり消化したりする臓器があやしい、と目星をつける。

なぜかって？

腸は体の中で、ときおり蠕動《ぜんどう》するからだ。食物を消化管の先に送り出していく活動は、人間の体の中でゆるやかな波・周期をもって行われる。胃や胆嚢は食事のタイミングに連動して、胃液を出したり、胆汁を絞り出したりする。このため、これらの臓器に由来する痛みもまた、周期的あるいは波状攻撃的に、強くなったり弱くなったりを繰り返す。波のある痛みという情報は、蠕動《ぜんどう》や分泌に伴うと予想されるため、腹痛の原因を探る上で大きなヒントとなる。

では逆に、内臓痛がずーっと続いていて、何をしてもよくならない場合はどうか。しばらくがまんしていたけれども痛みが引かない。姿勢を変えると少しラクになるようだが完全にはよくならない。こういった痛みの場合には、蠕動と関係しない臓器を思いだす。たとえばそれは膵臓《すいぞう》かもしれない。ただ、場所がどこかも大切だけれど、なによりも、「黙っていてもよくならない」というのは、しっかりした痛みの原因が裏に隠れていることを意味するので、なるべく早く病院に来てほしいというのが医療者の本音である。

血管痛というのもある

同じ腹痛といっても、「なり方の違い」によってだいぶ雰囲気が変わる。これは救急車を呼ぶべきなのかなあと迷ったら、前にも書いたけれど「Q助」が便利だ。また、ここまでの文章を読んで、もっと痛みに対することをしっかり学びたいなと思った人は、看護学生向けの教科書なのだが拙著『症状を知り、病気を探る』を読むのがいいと思う。看護学生というのは大半がついこないだまで高校生だった人のことである。ちくまプリマー新書の読者なら気に入ってもらえるのではなかろうか。

腹痛の話をそろそろ終わりにするが、最後にもうひとつ。ちょっとしたお話と思って読んでほしい。

あまり知られていないことかとは思うが、血管というのはキズをつけるとビシッと痛む。採血されるときに妙に痛かったという人もいるだろう。皮膚だけではなくて血管にも痛みを知覚する神経が配備されている。

血管に痛覚があることは、おそらく生存していく上で必要なことだったのだろうと思う。体にある程度深々と何かが刺さるシチュエーションというのは想像したくないけれど、もしそういう不幸なことが起こったとき、生き延びるには動脈を傷つけないことが何より重要だ。動脈を傷つけるとたちまち大量に失血して死んでしまう。体の中にある内臓は手が届かないから痛みアラームは雑でいい、それが内臓痛だ、と書いたが、血管には場所を指示するアラームがきちんと残されている。それだけ重要なのだろう。

人体の至る所に張り巡らされている血管は、ねじれたり詰まったり切れたりすると、そのあたりがきちんと痛む。血管が走っている部分の構造がまとめてねじれたときも、血管のねじれによってやっぱり痛みが出る。たとえば腸捻転や卵巣茎捻転は、内臓がねじれてしまう病態ではあるが、お腹の真ん中ではなく左右どちらかによった（臓器のある）場所が痛むことがある。これは血管痛によるものだ。また、腹部大動脈解離といって、体の真ん中を縦に走っている大動脈の壁がべきべきと裂けてしまう（二重構造のしっかりしたパイプの一層目と二層目の部分が分離してしまう）恐ろしい病気があるのだが、このときには大動脈が裂けるごとにその部分に激痛が走るため、大動脈に沿って痛みが上から下へと移動する、というのが極めて有名である。びっくりするほど強い痛みが突然現れて、しかもその痛みが移動した、などという訴えを聞くと、119番の電話をとった人が瞬間的に（これはきっと解離だろうな）と、ピンと来てしまう。もちろん、毎回そう簡単に診断できるほど医療は甘くないのだが、命に関わる激痛として医療の世界ではよく知られている。そうそうお目にかかるものではないけれど。

2　かぜと肺炎って違うの？

腹痛を題材にして、まずは誰もが経験したことがあるだろう「痛み」のことを考えてきた。同じ腹痛といってもいろいろあるんだ、というニュアンスは覚えておいてほしいと思う。

もしかすると、すでに賢明な読者は気づかれたかもしれない。

「腹痛ひとつとってもこれだけ種類があるんだから、胸痛も、頭痛も、きっといろいろあるんだろうな」

そのとおりである。ふだん、私たちが雑にまとめて呼称している〝病気〟は一枚岩ではない。虫垂炎も生理痛も便秘の痛みも、すべてまとめて「腹痛」と呼んでしまっているけれど、それは、野球選手とサッカー選手とラグビー選手とペタンク選手をまとめて「スポーツ選手」と呼ぶことに似ている。

世の中に転がっている医療知識の大半は、このような、まとめられた状態であるということを覚えておこう。その都度、きちんとほぐして解体しないと、役に立たない。

話を先に進めよう。次は腹痛以上にポピュラーで、おそらく知らない人はいないであろう病気。

「かぜ」について考える。

ここまでの流れを考えて、かぜというのもきっと何かの集合体なんだろうな、と予想していただけるとうれしい。かぜって何なんだろうという質問は、スポーツって何なんだろうと考えることに似ている。

便利な世の中だから、ググるとかぜの正体について書かれた記事がすぐにいっぱい手に入る。ざっと一通り眺めてみた。「かぜ」という一語で検索したとき、上位に表示される記事はどれもしっかりしていて、多くの医者が納得する記事である（二〇一九年八月時点）。

〝かぜというのは呼吸の通り道のうち口に近い部分、すなわち鼻とノドをターゲットとしたウイルス感染症である〟

〝くしゃみ、鼻水、鼻づまりなどの鼻症状と、のどの痛みを呈するのが典型〟

〝熱があがったり、頭が痛くなったりすることもあるが、これらはウイルスと人体の免疫が戦うときの「流れ弾」みたいな現象である〟

〝三〜五日程度で治り、抗生剤は効かない〟

〝くしゃみをして飛んだ飛沫《ひまつ》が体内に入ったり、あるいは飛沫が飛んだ場所を手でべたべた触ってその手を口元に持っていって触ることなどで感染する〟

これらは全部正しい。わざわざ本を読んで勉強しなくても、かなりの知識は手に入る。いい時代ですね。

でも正しい記事をいくら読んだところで、一瞬わかった気にはなるけれど、思ったより役に立たない。鼻とノドがやられて具合悪くなって、そのうちよくなるというのはわかったけれど、それで、結局かぜってなんなのだ？　本質的なところがイマイチよく見えてこない。

自力で勝てる感染症がかぜ

あなたもかぜについてはいくつか疑問があるのではないかと思う。あるいは、あまりにポピュラーすぎて、疑問に思うことすら忘れてしまっているかもしれないけれど。なぜ人間はかぜをひかなければいけないのだろう。犬猫はかぜをひくのか。金魚はどうだ。カブトムシはどうだ。細菌はかぜをひくか。植物はかぜをひかないのだろうか。かぜだと大丈夫だが、肺炎になるとやばいというのはどういうことだ。強盗未遂事件を放っておいたら強盗事件に発展する、みたいなイメージで合っているのか。それではどういうかぜなら放っておいてよくて、どういうときに放っておいたらだめなのか。判断基準はあるのか。

かぜにしょっちゅうかかる人と、かぜに全然かからない人がいるのはどうしてだろう。

かぜに強い弱いがあるのか。それとも人に強い弱いがあるのか。

かぜの予防はどうしたらいいのだ。

治療は本当にないのか。

かぜに関するオトク情報は他にないのか。

こういった、より具体的で実践的な情報こそが求められている気がするのだが、なかなか手に入らないので困ったものである。最近のグーグル検索にはそういうところがある。


そこで本書では、もう少し読者の皆さんが思い浮かべやすいイメージの話をきちんと書こう。かぜの原因ウイルスはライノウイルスやコロナウイルスなどが多いです、って、まあ、正しいんだけど、それはそれとして、自分がかぜをひいてなんとかしてほしいときにウイルスの名称が列挙されていると正直ムカつくと思う。

つまりもっと実践的な話をしよう。

まず私が今考えている、かぜと肺炎の違いを説明する。

かぜは、「わりと短い期間で、人間が自力で勝てる感染症」のことをさす。

一方で肺炎とは、「人間が勝つのに苦労する、あるいはときには負けてしまうこともあるため、医療が慎重に手助けしたほうがいい呼吸器系の感染症」をさす。

本質的には、「放っておいても治るものがかぜ」。これが全てといっていい。

医学者はひっくり返るかもしれない。なんだその雑な定義は、と。でも診断をうける患者側はこの定義で覚えておいてかまわない。

究極的なことを言うと、「鼻水、鼻づまり、ノドの痛み、だるさなど、複数の場所に複数の、軽度の症状が出てしばらく続いたあとに、特になにもせずとも治った場合、かぜであったことがわかる」。

これを逆転させると、鼻水はないがノドだけが痛い、あるいは鼻水も出ないしノドも痛くないがせきだけが出る場合（症状の場所が一箇所だけのとき）は、「かぜっぽくない」。

例えばせきだけを症状とする場合には、医者は必ず（肺炎かもな……）と思って診療にあたる。

また、何もしないで放置していたところ、熱が下がらず、せきが治まらず、全身のだるさがどんどん悪化した場合、つまりだんだん悪くなった場合は、「かぜっぽくない」。特にせきと発熱が続くときには肺炎かもしれない。

前者は多くの人にとって役に立つ情報だろうと思う。今具合が悪い人がかぜかそうではないかを見極めるヒントになる。症状が複数の箇所に及ぶかどうか、というのは確認がしやすいポイントであるし、意外と医療者以外の人は知らない。

これに対し、後者はなんだか手遅れ感がある。「黙って見ていて悪くなったらかぜではない」なんて、ひどい！

でもこれは医療の本質である。第1章から繰り返し語ってきたことだけれど、病気を見極めるには時間経過が命だ。そして未来は決して百パーセント予測できるものではない。つまり、時間をかけて見てみないとわからない部分が必ず存在する。

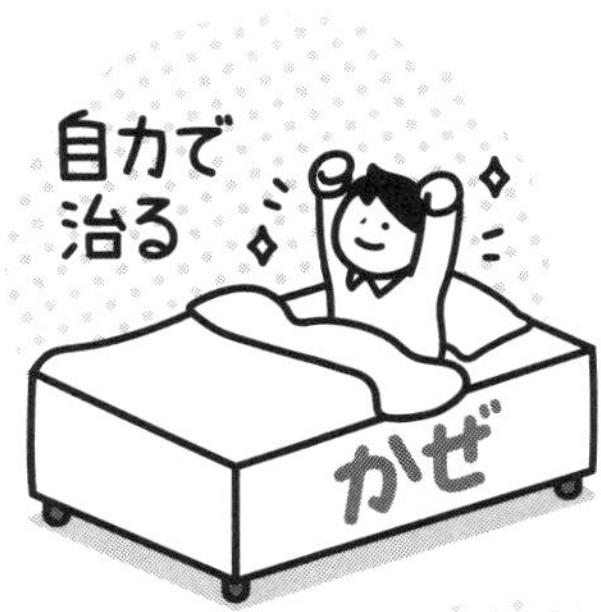
自力で
治る
かぜ

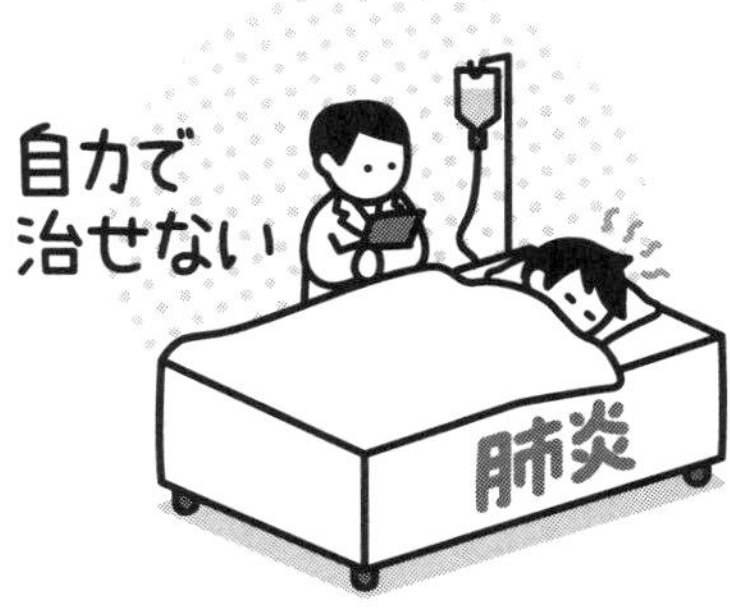
自力で
治せない
肺炎

かぜはまさにこの、「時間経過を加味しなければ診断できない病気」である。原因となるウイルスが複数あるために、○○ウイルスが原因なら絶対かぜだ、といった定性的な一本道診断は不可能。たんを採ろうが、血液を採ろうが、CTを撮ろうが、わからないときは絶対にわからない。診察室にいる間だけで「かぜである」と診察しきることは難しい。

こう書くとなんだか現代医学もあてにならないなあ、と思うことだろう。でも、もう少し話を聞いてほしい。

実際には、ほとんどのかぜ（放っておけば治る軽度のウイルス感染症）は、診察室で「かぜでしょう」と予測が可能である。決定ではないのだが、かなり精度の高い予測ができる。その感覚は天気予報に近い。

人の体調にしても、天気予報にしても、今から一週間に起こることは今や相当正しく予測できる。二週間後とか一か月後の天気は当たらないことが多いが、今から三日間の予報が外れることはめったにない。これから三日間はたぶん雨が降るでしょう、と言われるのと、これから三日くらい鼻水が続いて治るでしょう、と言われるのは、構造的にはかなりそっくりだと思う。どちらも基本的に当たる。ただし、本当に雨が降り続いたか、本当にかぜだったか否かは、三日経《た》ってみないとわからない。このことを医者はよくわかっているから、降水確率が四〇パーセントくらいのときに念のため折りたたみ傘をカバンに入れてでかけるような気持ちで、患者に対して「かぜだと思いますが悪化したらもう一度病院に来てください」と言う。最も疑わしい確率にベットしておき、確率は低いがそれよりも一段悪い状況に備えておくのだ。

人体の防御システムはすごい

かぜの理解を進めるために、人体についての知識をもう少し詳しく書く。

人間の体は、二十四時間・三百六十五日、常に外敵の脅威にさらされている。ウイルス、細菌、気温、湿度、日光、食物に含まれる毒性のある物質……これらの〝敵〟を、完全にゼロにすることは絶対にできない。ゼロどころか、私たちは常に、数百万、数千万の「敵になるかもしれないもの」に囲まれて暮らしている。でも案ずることはない。

生まれてこの方ずっとそうなのだ。あなた方はすでに、この過酷な環境をものともせずに、生きて暮らしている。これくらいの敵に取り囲まれている状態が「普通」なのである。

余談だが、ハンドソープとか食器用洗剤のCMで、特殊な虫眼鏡のようなものを使うと急にバイキンが可視化されて、「うわー、食器ってこんなに汚かったんですね！」みたいなアピールをするやつがあるだろう。あれ無駄なCMだなーと思う。実際に細菌がいっぱいいるからなんだというのだ。それが当たり前なのに。ここ数年間平気で暮らしていたならば、あなたの周りの環境をそれ以上きれいにする必要はない（ただしょっちゅう食あたりにやられている人は別だ。それは環境が汚すぎるということである）。

世界はそもそも、ウイルスや細菌で満ちあふれている。それがデフォルト。必要以上に「除菌」を気にする必要はない。大事なのは、普通じゃない量のウイルスや細菌に出会わないように気を付けること。そして、自分の体が敵を排除するシステムがきちんと働いていること。

人間の体は、生まれてからずっと、敵を排除して味方だけを取り込むシステムを発達させている。

たとえば鼻毛だ。空気中のホコリやチリ、さらにそこに含まれるウイルスや細菌をからめとって外に押し出す働きをもつ。きっとあなたも聞いたことがあるだろう。

でも人体に敵が入ってくるのを防御する手段は鼻毛だけではない。

そもそも皮膚という皮が強烈な防御力を発揮している。お風呂に入っても水が侵入しない時点でとんでもなく高性能なバリアであることがわかるだろう。自然界に存在する、金属以外の多くは基本的に水が浸みるのだから、皮膚がいかにすごいかという話だ。

ほかにも鼻水をはじめとする粘液。鼻水でトラップされた外敵は、鼻をかむことで、あるいはくしゃみで吹き飛ばすことで、鼻水ごと体外に排出される。あるいは鼻からのどの奥を通って胃に流れ込んで、胃酸で倒される。

これらの幾重にもとりまく防御壁を突破したウイルスや細菌は、体の中に入ると今度は多くの免疫……すなわち体内を守る守備隊によって攻撃を受ける。

つまり、体の周りに存在する無数の敵は、まずそう簡単には体内に侵入できないし、もし侵入しても防御側の総攻撃によって倒されてしまうことがほとんどなのである。あらゆる生命は、生き続けている限り、この敵を打ち倒すシステムを常時フル稼働させている。
その上で、なお防御をすり抜ける敵＝病原体が、低確率で現れる。数々の防御を運良く（悪く？）かいくぐったウイルスが、体内で勢力を拡大しようとする。これがかぜの正体だ。

かぜとは、体の複数の防御を一時的に乗り越えて、ウイルスが体の中に侵入した状態をいう。ウイルスはめっちゃくちゃに小さいのだが、それがごく少量体内に忍び込んで、スパイかニンジャかゲリラ部隊か、とにかくこそこそと血液の中に侵入して全身を巡りながら増える。血液中にも防御部隊はいるので（白血球など）、侵入したニンジャたちをやっつけにかかるが、潜伏がうまいタイプを叩《たた》きされず、増殖を一時的に許してしまうことがある。すると、増殖したウイルスは、体のあちこちで防御部隊と戦闘をはじめる。防御部隊はウイルスを倒すため、催涙弾を撒《ま》いたり、熱で攻撃をしたり、放水してウイルスを押し流したりするようになる。バトルが激化すると、火の粉が飛んで、周囲に被

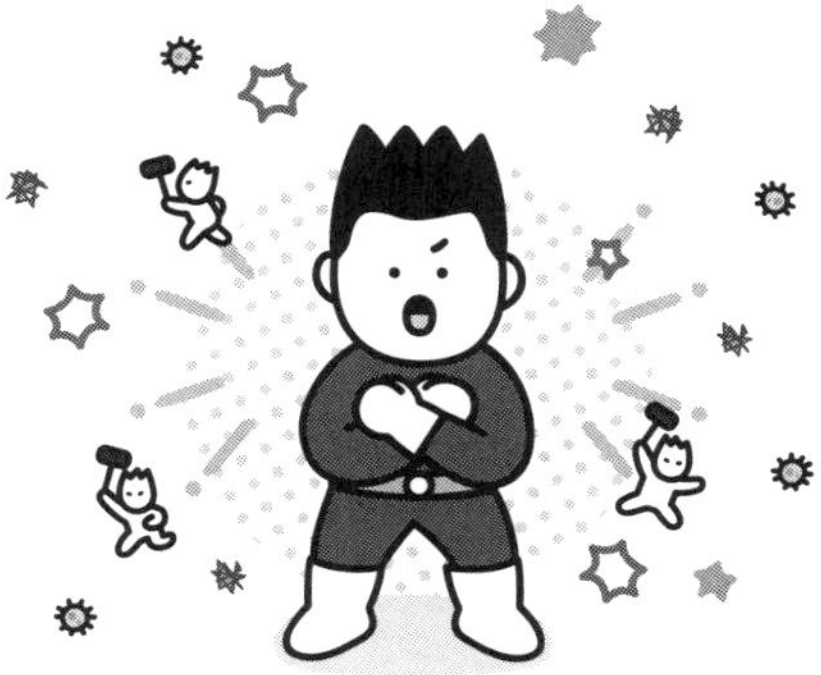

ウイルス
防御

害が出始める。鼻水や鼻づまりが生じ、ノドの痛みが生じ、全身が発熱し、だるさが出る。

ここは勘違いしている人が多いのだが、鼻かぜだからといってウイルスが鼻の周りにだけいるわけではない。もしそうなら鼻かぜで微熱が出るメカニズムが説明できない。鼻かぜであっても微妙にのどが痛み、微妙に熱が出る。関節が痛くなることもある。これはウイルスが全身を巡って、あちこちで警備員たちと戦闘しているからだ。だから、かぜでは基本的に、複数の場所に症状が出る。

あやうし、人体⁉

しかし、人体の防御部隊は本当に強いので、ウイルスが全身を巡っていても数日後にはまず間違いなくウイルスを駆逐する。だから治る。ここまでの現象をすべてまとめたものが「かぜ」だ。たかがかぜでも、人体の中ではそれなりに大事件が起こっているのである。

かぜとは、「わりと短い期間で、人間が自力で勝てる感染症」。イメージがつかめただろうか?

肺炎は細菌が肺でがんがん増えている状態

これに対して、もう少し怖い「肺炎」はどうかというと。

そもそも原因が違うのだが、原因菌を詳しく説明したところで喜ぶのは医療関係者くらいだ。ウイルスではなく細菌のことが多いです、抗生物質が効きます、まあそうなんだけれど、もっとイメージを柔軟に広げよう。

肺炎の場合は、原因となる細菌が、肺という局所でがんがん増えている。ゲリラ戦法ではなくて大軍でカタマリになって突撃してくるかんじ。頼りになる防御部隊はスパイや軍隊を毎日はじき返し続けているわけだけれども、まれに城門が破壊されて大軍の侵入を許すことがある。この場合、特に細菌の大軍だと、人体の防御部隊では勝ちきれないこともある。

勝ちきれない？　死ぬってこと？

そう。勝ちきれないというのは死ぬということだ。

細菌の大軍が人体に突撃してきて、先ほどのウイルスと同じように全身を巡り始めてしまうと、防御部隊との戦闘は苛烈を極める。ついには敗血症と呼ばれる状態を招き、全身の臓器に多大なダメージが蓄積され、命が奪われる。戦争によって国が滅びるのだ。

でも人間は強力な武器を手に入れた。体外から抗生物質を投与することで、人体がもともと配備している防御部隊とは別に援軍を送り込み、城門の前でうごめいている大軍たちを一気に叩きつぶすことができる。これによって多くの国（命）が救われるようになった。

ただ、大軍が血液の中を縦横無尽に動き回りはじめてしまうと、抗生物質をもってしてもそう簡単には駆逐できない。全身に強力な抗生物質を投与し、一方で国防部隊がめったやたらと打ちまくるミサイルが周囲を破壊するのを「なだめる」薬も使う必要がある。かなり緻密で多面的な戦略が必要となる。ウイルス血症なら多くの場合は人体の持つ防御部隊におまかせできるが、細菌だとそうはいかない。

だからこそ、先ほどの定義が意味を持つ。

肺炎とは、「人間が勝つのに苦労する、あるいはときには負けてしまうこともあるため、医療が慎重に手助けしたほうがいい呼吸器系の感染症」。

さあ、そうなると、私たちとしては、軽症の間に……死に至るほど強力な軍隊が体内に侵入する前に、ごく初期の段階で、体にとりついたやつらがヤバいやつなのか、たいしたことないやつらなのかを見極めたい。その目安はあるか？

【かぜ（放っておいたら治る感染症）の特徴】
1．過去に経験したことがある（つまり治した経験がある）
2．複数の場所に同時に症状が出ている（病原体がすでに全身を回っている）
3．（2があるにもかかわらず）症状が軽い

まあこの辺を目安にするといいだろう。普通のかぜは鼻水、鼻づまり、のどの痛み、せき、微熱、あるいは腹痛とか頭痛といった複数の症状を同時に出すわけだが、病原体が全身を巡っている（＝ウイルスが全身を回っている）にもかかわらず症状が軽いならば、それはきっと細菌による重症感染症ではないので、たいてい体内の防御部隊にまかせて

おけばいい。そもそもウイルスに抗生物質は全く効かないから、安静にしている以外の対処法はない。

【肺炎の初期の特徴】
1．症状は一箇所にしか出ていない（たとえばせきしかない）のだが、
2．症状が強く、
3．経験したことがない（治ったレベルのやつじゃない）

これはヤバいサインだ。病原体の攻撃力が強くて、まだ城門一箇所を破壊しようとしているだけなのに症状が出ているということだからだ。そしてこれが進行して、

【肺炎が悪化しつつあるサイン】
1．症状が一箇所（せき）からはじまっていたのに、寒気が出始めてガタガタ震えだしたり、高熱が出たり、

2. 意識がもうろうとしている

など、複数箇所に強い症状が及び始めたら（時間経過がすごく大事！）、それは大軍が血液の中に流れ込んだ証拠である。一刻を争う。

頭の中に、人体を守る正義の軍隊と、そこに毎日のように降りかかってくるザコな敵軍、ちょっと強そうな敵軍、スパイやニンジャを送り込んでくる卑劣な敵軍、さらにはまれにやってくる強大な敵国をイメージしてもらうといい。自分の人体に何が起こっているのかを、その都度、合戦絵巻のように想像して考える。症状は強いのか、複数箇所にわたっているのか、時間とともにどう動いているのかを見極めれば、戦いの趨勢《すうせい》がみえてくるし、そのまま放っておくとまずい状態になることを事前に見極めて適切な対処ができるようになる。

3　喘息とかアトピーって体質なの？

喘息《ぜんそく》、アトピー、クローン病、潰瘍《かいよう》性大腸炎、乾癬《かんせん》、関節リウマチ……。今あげた病気は、それぞれ違う症状を呈する。対処法もまるで異なる。はっきり言って別の病気だ。

でも、共通点がある。

それは、

体内の防御部隊が、がんばりすぎている状態である

ということだ。ものすごく雑にいえば、アレルギーという病態である。

でも待ってほしい、喘息はアレルギーだよ、とか、アトピーはアレルギーだよ、みたいに、簡単なことばでまとめるつもりはない。

そろそろ本書の読者は慣れてきたと思うが、人体や生命、病気を考える上で話を簡単にしてはいけない。だってものごとはいつだって、そんなに単純ではないから。人体は

複雑系で、関与する因子は常に複数で、莫大《ばくだい》で、先が読めず、群像劇なのだ。
だから最初に言っておく。これらの病気は共通点があるが、しかし、たとえば喘息とアトピーとリウマチすべてに効く薬、というのはない。ぜんぶ、対処法は違う。おまけにこれらの治療はかなり繊細なバランス調整が必要なので、医者抜きではじめられるものではない。治療開始時には絶対に医者の力を借りるべきだ。ゆめゆめ、忘れることなかれ。「喘息もアトピーもなおる奇跡の水」を売りつけられそうになったら、その人の唇をアロンアルファで閉じてしまってかまわない。絶対にうそだからだ。

と、まずは非常に大事なことを書いた。その上で本書では、以上の複雑な病気を「ひとつのイメージ」で捉えることに挑戦する。……これだけ読むと矛盾しているように感じるかもしれないが、でも、私がこれから提示するイメージがしっかり共有できれば、なぜこれらの病気をまとめて扱ってはだめなのか、なぜ病気の治療が非常に複雑なのかが、少しわかっていただけると思う。

敵も防御部隊も複雑に絡み合うのがアレルギー

まず喘息というのは、呼吸するときの道、すなわち気道――中でも気管支の末梢《まつしょう》付近において、体外からやってくる物質などに、防御部隊が過敏に反応して起こる病態である。前節のかぜと肺炎の話のときに、ウイルスとか細菌のような敵をはじき返す防御部隊の話をした。こいつらが、病気の原因となるウイルスや細菌だけでなく、本来ならば放っておいてもよいレベルの、敵とも呼べないような外界の物質に対して火炎放射器をぶっ放してしまう状態が喘息だ。

次にアトピーというのは、皮膚において、体外からやってくる物質などに、防御部隊が過敏に反応して起こる病態である。病気の原因となるウイルスや細菌だけでなく、本来ならば放っておいてもよいレベルの、敵とも呼べないような外界の物質に対してナパーム弾を乱れ打ちしてしまう状態がアトピーだ。

そしてクローン病というのは、消化管において、体外からやってくる、あるいは腸管の粘膜にすみついている物質などに、防御部隊が過敏に反応して起こる病態である。病気の原因となるウイルスや細菌だけでなく、本来ならば放っておいてもよいレベルの、敵とも呼べないような外界の物質に対して広域雷属性魔法を……。

なんだよ、どれもほとんど一緒じゃないか、と思うだろう。

でも、違うのだ。

まずそれぞれにおいて、外界からやってくる「敵とも呼べないような物質」がぜんぶ違う。喘息の中でも原因となる物質（アレルゲン）は何十種類も、おそらくは何百種類もある。

そして防御部隊はめちゃくちゃに複雑だ。本物の警察並みに……いや、それ以上に複雑かもしれない。

たとえば喘息の場合にはTリンパ球、好酸球、肥満細胞、マクロファージ、樹状細胞といったそれぞれ違う警備員たちが出動する。このときインターロイキン、ＩｇＥのような、ＳＮＳ的連絡ツールを活用して相互に連絡をとりあう。そして、ヒスタミン、プロスタグランジン、ロイコトリエン、各種増殖因子、ニューロトロフィンなどの多彩な指令書を各方面に飛ばして大騒ぎする。突然固有名詞がいっぱい出てきて驚いただろうか？　これでもごく一部でしかない。というか私もいちいち覚えられないので毎回必ず教科書をひもといて確認しなければいけない。ウェブの解説などで目にするサイトカイン、ケモカインといった言葉も、多くの指令書をまとめた呼び名のひとつにすぎない。いわば、Ｅメール・ＬＩＮＥメッセージ・ＦＢメッセージ・電報さらには電話や封書といった、種類の異なる伝達手段を活用して、非常に込み入ったネットワークで情報をやりとりしながら防御部隊は仕事をする。役者が無数に多く、コミュニケーション方法も恐ろしく豊富な群像劇だ。

　ではアトピーにおいてはどうだろう。防御機構が過剰反応しているという意味では喘息と一緒だが、その構成がまるで異なる。肥満細胞がＩｇＥを用いると書くと、あたかも喘息とアトピーとは同じじゃないかと言いたくなってしまうけれど、実際に炎症細胞たちが用いるＳＮＳ的ツールは喘息のときとは微妙に異なっている。このあたりのメカ

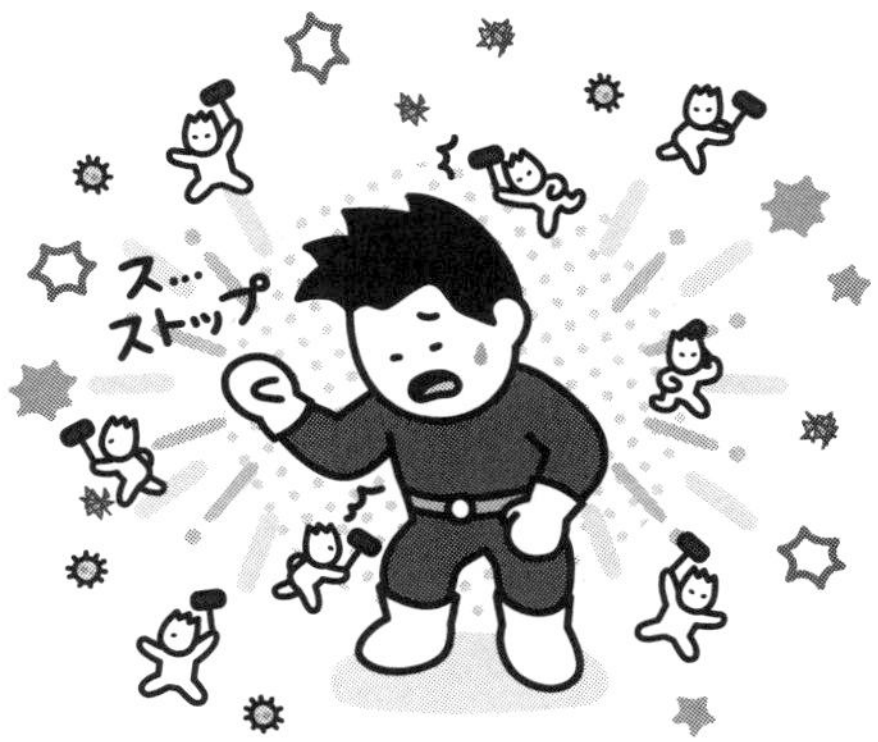

防御しすぎ

ニズムをまともに解説することはとても手間がかかり、ガチの専門家が丹念に書けば新書が三冊くらい書ける。なので深入りすると大変だ。

ここでは、防御部隊という言葉にあらためて注目するといいだろう。ガードマン（一人）ではなく、部隊あるいは軍隊（数百万人）のイメージ。これだけ人数がいると、駐屯している場所ごとに、使っているスマホや伝達システム、上意下達の体制などがまるで違うだろうと想像してもらいたい。札幌《さっぽろ》で北海道警察が反乱を起こすのと、東京で警視庁が反乱を起こすのを、全く同じ警察のオイタですと片付けてしまうのはいかにも乱暴だ。喘息で、はっちゃけた防御部隊が悪さをするのは気道。これに対し、アトピーの場合、主戦場は皮膚である。違う場所で起こった反乱には違うメカニズムが関与する。

これらの防御部隊の反乱は、年齢が上がるごとに鎮静化する場合がある。しかし、年齢が上がるのを待っていては、国土は荒廃する一方だし、いつ反乱が鎮《しず》まるかはわからないし、どれくらいおとなしくなってくれるかもわからない。関与する因子が多すぎて、予測ができないのだ。

喘息もアトピーも、アレルギーや自己免疫疾患も、いずれも多くの因子が関与する病気だから、医療者たちは長年そのコントロールに腐心してきた。早い段階で医療が介入して、防御部隊をなだめて破壊行為を控えさせることができれば、防御部隊による国土の荒廃を防ぐことができる。ただしその介入方法は、何かを食べればよいとか、体を鍛えればよいとか、ましてや気持ちを強くもてばよいといった単純で手軽な手段ではない。それほど簡単なものではないのだ。反乱が起こっている場所に、多くの研究の末これならば効果がありそうだと見込まれた、多くの専門家たちが実際に使用した経験を持ち寄って吟味された渾身《こんしん》の薬物を、適度な量、適度なタイミングで、適切に塗ったり噴霧したりしないと、効果がない。

原因は決してひとつには決められない

どうしてこんなめんどうな病気が起こるのか。

遺伝のせいか。食べた物のせいか。つい責任の所在を探して、犯人を特定したくなってしまう。しかし、多因子からなる病気の原因は、決してひとつには決められない。ましてや「体質」などという雑な言葉で片付けてしまうことはできない。だって、これらの病気の正体は、結局、攻撃因子と防御因子のせめぎ合いが少しずれてしまった状態だからだ。体質というのは主に防御側の事情を指す言葉にすぎない。喘息にもアトピーにも他の疾患にも、基本的には攻撃と防御、双方の因子が多かれ少なかれ複数関与している。体質のせいだけで病気になるほど人間は単純ではない。

多くの因子が関与しているため、病気の原因を一つに決められないというのは、医療に限ったトークスタイルではない。たとえば歴史を研究する人が「関ヶ原の戦いは、誰かと誰かが仲悪かったたから起こりました」みたいなことを決して言わないのと似ているなと感じる。戦国時代をモチーフにした大河ドラマをみていると、国と国が戦争するに到《いた》るまでには、ほんとうに多くのすれ違いがあって、不運や偶然がある。事前に展開が予測できるような単純な歴史など、有史以来一度もなかった。喘息もアトピーも、多くのアレルギーや自己免疫疾患もこれに近いものがある。いずれも複雑系における攻防のバランスの乱れだ。患者自身、あるいは患者の家族などが、自分のとった行動などが発症の原因ではないかと悩み、責任を感じる必要など全くない。

さて、これらの病気を抑え込むには、どうしたらいいだろうか？　攻撃と防御のバランスが崩れ、過剰な防御が起こっている状態。防御部隊をなだめる手法として、ステロイドなどを用いるやり方がある。ただ、これも、飲み薬ひとつを考えもなく飲めばすぐ治るほど簡単ではない。戦場が気道であれば吸引を使い、戦場が皮膚であれば塗り薬を使うというように、内戦が勃発しているその場所に適切な治療を施すことが望まれる。さらに複雑なことを言うと、反乱が起こった背景を丹念に探るうちに、別の場所で防御部隊がダマされたことが引き金になっていることが判明したりもする（なんのこっちゃと思われるかもしれないが、経皮感作と喘息の関係がコレに当たる）。

心のそこからしみじみ思うことがある。こんな難しい「治療のさじ加減」を、素人がやることは全くおすすめできない。なんのために小児科医がいて、アレルギー内科医がいて、皮膚科医がいるのか。喘息も、アレルギーも、彼らと存分に共闘して、戦況を把握し、緻密に作戦を立てて立ち向かっていく病気だ。群像劇と戦うのに武器一つ、兵一人で戦うのは無謀というものだ。それがわかっていれば、乾癬に祈禱《きとう》が効くと思ったり、クローン病に神の水が効くと信じたりする悲しい事件はこの先起こらなくなってくるだろう。この節の最後に確実にあなたに役に立つ知恵をひとつ書くとするならば、群像劇には、チームで立ち向かうしかないということだ。一人で戦わない。医者とだけ二人三脚でもたぶん足りない。看護師、薬剤師など多くの医療者と密に連携をとったほうがいい。ときにはソーシャルワーカーに就労や就学の支援を頼むのもいい。敵が軍隊なら、こっちも隊列を組まないとだめだ。集合知性でなければ複雑系は制御できない。

4　高血圧って何がどう悪いの？

かぜや肺炎のような感染症、さらには防御部隊のオイタによって発症するアレルギーや自己免疫疾患を説明する際に、私はよく、都市の警備や防犯、あるいは戦争の例えを使う。前章でもいっぱい使ったし、他の本にもいっぱい書いてきた。ちょっと物騒な例えなので、正直申し訳ないなあと思うこともあるが、いろいろ試してみて今のところこれが一番わかりやすい例えだと思っている。

生命は自分を保つためにさまざまな工夫をしている。特に、外敵をどうぶち破るか、敵をいかにして体内に侵入させないようにするかについては、相当に力を入れて、あらゆる手を尽くしていると言っても過言ではない。壁による物理的な防御(皮膚・粘膜)、時間差でかけつける複数種類の警備員・戦闘員(各種の炎症細胞)、人員間の連絡調整のための複数の情報交換システム(ホルモンやサイトカイン、神経伝達など)……。まるで人間が町や国を守るかのように、人体は自らを幾重にも守る。あきれるほど複雑で、そして、語弊はあるが、曼荼羅《まんだら》のような緻密な美しささえ感じられる。私たちは精密画を見て感動することはできても、それを実際に理解して描き出すことはなかなか難しい。それとおなじで、人体の防衛システムと戦いの様子をすべて理解しようと思うと大変だ。だから私はつい例え話に頼る。

少量の敵がゲリラ部隊のように体内に侵入するとき、これを打ち倒すために防御部隊ががんばった結果が、鼻水やのどの痛み、発熱といったかぜの諸症状である。基本的に防御部隊はとても優秀なので、ほとんどのかぜは数日で駆逐される。

ときに、攻撃力の強い敵が徒党を組み、城壁を破壊して突破しようとすると、局所で激しい戦闘が起こる。これが肺炎や腎盂《じんう》腎炎《じんえん》、中耳炎、副鼻腔《ふくびくう》炎《えん》といった感染症だ。侵入部位において激しい攻防が繰り広げられ、抗生剤などで防御部隊を応援しないとなかなか勝てない。戦闘が長引いたり、大軍が血液に乗って全身を侵略しはじめたりしてしまうと、全身の防御部隊が呼応して臨戦態勢に入り、町全体・国全体が火の海になる。これは敗血症と呼ばれる重篤な状態だ。

そうならないために全身にはさまざまな防御部隊が配置され、日々、外敵の侵入を未然に防ぐ、あるいは水際で阻止し続けている。ところが、ときに、敵が入って来ていないにもかかわらず防御部隊が勘違いをして、過剰に国防しはじめてしまうことがある。これがいわゆるアレルギーだ。喘息やアトピーなどの本質である。クローン病、潰瘍性大腸炎といったさまざまな自己免疫性疾患も、これに似た状態をとる。内戦、内乱、一《いっ》揆《き》といったイメージがぴったりはまる。

人体という都市のライフライン、血管

以上のように、多くの病気は都市防衛や戦争のたとえで説明することができる。人体や疾病《しっぺい》を戦記物のような群像劇に例えることは非常に便利で、かなり本質的な部分まで

描写が可能だ。近似には違いないが、わりと筋のいい近似であると思う。

ここでは、近似的な例え話の解像度をもう少し上げてみる。さらに一歩、想像を深化させてみよう。

周囲を城壁に囲まれた都市を思い浮かべてほしい。町の外には絶えず敵がうろうろしているが、幸い今のところ、防壁はきちんとそびえ立っており、警備の人たちも見回りを続けていて、外敵が侵入してくる気配はない。

病気というものの原因がすべて外部からやってくるのだとしたら、外敵をシャットアウトできている今、町は平和であってほしい。しかし、実際には、外敵がやってこない状況でもさまざまなトラブルが起こりうる。町の中で人々が生活を維持し続けようとする限り、避けられない苦難がある。

仮に町が非常に小さければ、人々は生活に必要な物資を手渡しで分け与え合い、ゴミも適当に邪魔にならないところに捨てて、こぢんまりと暮らしていけるだろう。しかし、高度に発達して人々が多様に分業した都市において、物資をバケツリレーのように手渡ししたり、メシの時間ごとに人々がいちいち食堂に集まって来たりといった非効率なやり方では社会が維持できない。

都市に住む人々が日常を維持するためには、ライフラインの整備が必要なのである。都市に上下水道やガス、電気、インターネットが張り巡らされるのと同じように、人体にも文字通りライフをつなぐためのパイプを張り巡らせて、物資や情報を行き渡らせる仕組みが用意されている。細胞がいちいち持ち場を離れなくても、物資のほうからやってきてくれるようなシステム。もうおわかりだろう、血管や神経のことだ（神経はパイプというより電線に近いが）。

人体が都市と違うところは、防壁すらも細胞でできているということ。人体の壁際部分まで、すべてが生きた細胞によって構成されている。このため血管は、非常に細かく分岐したあげくに体のすみずみまでびっしりと配置され、防壁部分すら栄養する。都市の例えはあくまで近似でしかない。人体の持つライフラインのほうが都市よりもさらに高度で繊細だと言える。

血管は、おぎゃあと生まれてから死ぬまで……いや、違うな、正確にはおぎゃあと生まれる前から死ぬまで、ずっと現役でフル稼働している。ご家庭の水道管であれば、汚れで詰まっちゃった、ああー漏れちゃった、しょうがないなあ取り替えましょうということが許されるが、血管においてはそんなことは許されない。どこかが詰まったり破れたりしたら、故障箇所より下流にある細胞がただちに酸素不足、栄養不足、ゴミ出し不可能となって、急速に機能不全に陥る。重要度が高すぎ。この大事なパイプ内に、血液というこれまた進化の極みのような優秀すぎる水を勢いよく流し続けるのが心臓というポンプ。これほど大事なポンプが人体の中には一個しかない！　なぜだ！　いや、むしろ、逆に一個でないといけなかったのかもしれない、一個以上あるとかえって乱流が生じたりしてうまくいかなかったのではないかと思う。本当のところはわからない。ほんとうに生命というやつは、どれだけ奇跡のバランスでできあがっているのかと、畏怖すら覚える。

血管や心臓の話をもう少し続けよう。この重大なライフラインはさすがによくできている。まずパイプそのものが血管内皮や平滑筋という細胞によって構成されていて、きちんと新陳代謝をする。栄養は町の外壁だけではなく、パイプそのものをも潤していると考える。住宅の水道管と違い、一方的にさびついていてただ古くなっていくだけのものではない。やはり都市より人体のほうが高性能のようだ。さらに血液の中には、パイプに亀裂が入ったときに備えて穴をふさぐための血小板やフィブリノゲン、凝固因子といった「暮らし安心スタッフ」が大量に常住している点も見逃せない。このため、血管は四十年も五十年も、昼夜問わずドクドク血液を受け止めて流してなお平気でいられる。昭和の時代に作られた水道管が今も現役で稼働しているということはめったにないだろう（たいてい工事によって取り替えられている）が、昭和に生まれた私の血管は相変わらず毎日血液を受け止め続けている。たいしたものだ。

……ただ、実を言うと、この「四十年も五十年も平気でいられる」というのがミソ。それ以上の時間が経過すると、さすがの血管も経年劣化してしまって、もたないのである。都市よりも人体のほうがすごい、みたいなことを書いてきておいてアレだが、早いか遅いかの違いであって、どのみち、劣化は避けられない。

　プロローグで、「高血圧というのは症状がないけど病気といっていいのだろうか？」という疑問を書いた。今こそ答えを書こう。高血圧とは、端的にいえば、血管という重要なパイプの耐用年数をどんどん下げてしまう状態である。直感的におわかりだろう、

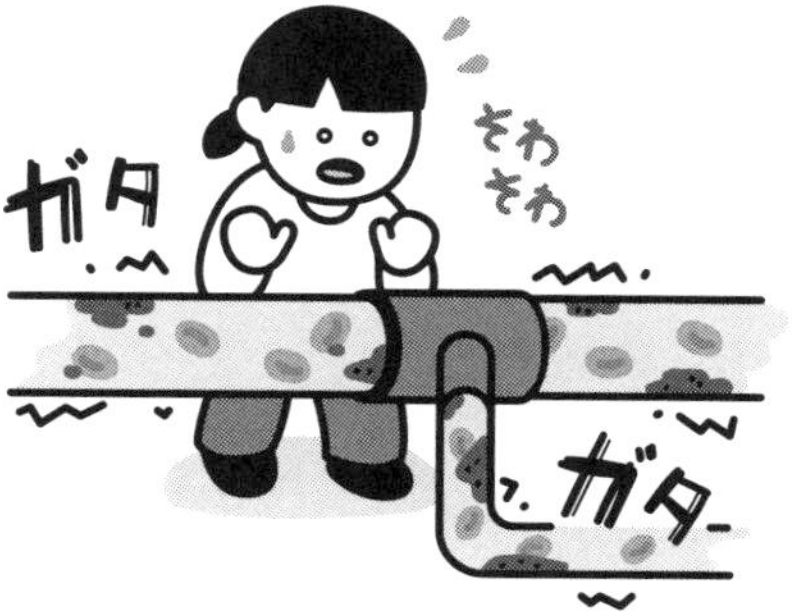

高血圧の血管

圧が高すぎる状態が続けば、それだけパイプは壊れやすくなる。ポンプ（心臓）だって壊れる。パイプが栄養を流し込んでいる先の臓器（腎臓とか、脳とか）も壊れやすくなる。

人体という都市を維持するために必須の、ほぼ中枢といっていいくらいの重責を担っているライフライン、血管。こいつに負担をかけ続けるような状態が高血圧だ。これを病気という言葉で片付けてしまってよいのだろうかと心配になる。すなおに書くならば、病気よりもなおヤバい（あまりこういうことを書くとまじめな医者に怒られるかもしれないが）。

高血圧、脂質異常症（高脂血症）、糖尿病。あるいはこれらの引き金となりうる肥満……。

これらはいずれも、ライフラインを劣化させ、都市をいずれ内部から破壊する。これほどまでに精巧に作り上げられた都市に住む人々を、ある日突然飢えさせ、あるいはゴミ処理をできなくさせて一気に滅ぼす、最悪の病態だ。外から敵が来なくても、都市は滅びることがある。

人体の耐用年数が延びた結果!?

ヒトは進化の過程でこれだけ緻密に作られてきたのに、なぜ高血圧みたいな「パイプの維持管理にとって害となるもの」の存在を許すのか？　四十年、五十年と言わず、百年くらい長持ちするシステムにまで進化することはできなかったのだろうか？

諸行無常だ、経年劣化は避けられないじゃないか、贅沢《ぜいたく》すぎる話だよ、と呆《あき》れられるかもしれないが、人体のパイプの耐用年数が（無処置では）五十年前後しかないのには、ある意味やむを得ない理由がある。もともと、人間は、そんなに長生きするようには作られていなかったということだ。

人体を形作るさまざまな臓器・器官の本来の耐用年数は、「子孫を残してある程度育てるまでに十分な期間」までしか保障されていないようなのである。あらゆる生物は基本的に、子孫が生き残ることが半ば確定したタイミングで寿命を迎える。鮭《さけ》がいい例だろう、産卵と放精を終えるとすぐ死んでしまう。いっぱいタマゴを残して一部だけでも生き残ればいいという荒々しい生存戦略あってのものであるが。

もう少し進化した鳥だとどうだろう。ヒナにエサを与える必要がある生き物は、出産後もある程度生きる。しかし、子どもを残してから十年も二十年も生き続ける鳥というのはどれだけいるだろう？　物事にはなんでも例外があるとはいうが、少なくとも今地上にいる鳥の大部分は、わりと早く寿命を終える。出産後の一冬を越えられないことも多いという。

ではヒトは？

他の動物よりも大きくなった脳を産道から出すべく、かなり未熟な状態で出産するため、子育ての期間は他の動物よりもはるかに長い。したがってさすがに子を産んですぐ死ぬようにはできていない。加えて、進化の中でほかの動物とどう棲《す》み分けるかを選んだ結果、社会性という武器を手に入れ、集団で遺伝子を守るタイプの生き物になった。自分の子どもだけ育てればいいという生き物ではないのだ。だからか、他の動物に比べると、出産可能年齢を迎えてからも比較的長く生きられるように臓器が作られている。

しかし、今からほんの百年とか百五十年くらい前までは、ヒトとて平均寿命は三十〜四十年程度であった。外傷や感染症という外敵との戦いをくぐり抜け続けるのはもともと至難の業であり、人間だからといってそれほど長生きできるわけではなかったのだ。

臓器自体を強く作っても、外敵との戦いで討ち取られてしまう可能性が高かった。

ところが文明が発展して人間をとりまく衛生環境が劇的によくなり、「(1)都市をとりまく外敵の数が減った」。さらに、外敵が城門や城壁を壊して侵入してきても、抗生物質の発明により「(2)強い敵を倒す手段が新たに手に入った」。さらには「(3)外傷という城壁の破壊を、外科手術などで修復できるようになった」。まだまだあるぞ、「(4)これまでは命を落としていたような多くの病気が、医療の発達によって治せるようになった」。医学の発展が急速に進むことで、人類の平均寿命は劇的に、かつ例外的に延びた。生殖可能年齢を五十年過ぎてもなお生きていることが可能な動物というのは、まれなケースを除けばほとんど地球上には存在しない。

すなわち人類というのは、文明によって「遺伝子の存続のために保つ本来の理想値である五十年弱」という寿命を、大幅に延長することに成功した。ところがこの変化は極めて急速に、たかだか百年程度で起こってしまったため、血管をはじめとするライフラインは五十年程度しか保守管理できないまま今を迎えてしまい、進化による改良が間に合っていないのである。

こんなことを書くとすぐに「人類は技術によって神の力を超えて生きている、もっと自然に生きるべきだ」みたいな能天気なお人が現れかねないのでもう少し丁寧に書こう。人類は進化の過程で文化や文明のような「外付けシステム」を手に入れ、それによって生きる時間を大幅に延ばすことに成功した。キリンが長い首を手に入れ、ゾウが長い鼻を手に入れたのと同様に、ヒトは大きな情報ネットワークと高度な相互互助環境を手に入れた。進化で獲得したものがたまたま、人体という狭い箱に収まっていなかっただけのことだ。文明という外付けハードディスク・外付けCPUによりもたらされた追加分の寿命をきちんと享受したければ、抗生物質や外科手術や衛生管理だけではなく、パイプの保守管理も外部から手助けしてやればいい。

高血圧とか脂質異常症、糖尿病、肥満というのは、初期から中期においては症状がないのでつい放置しがちだ。それは、ご家庭の水道管や下水管に延々と高圧をかけ続けて、サビやゴミまみれの状態を長く放置しているってことだ。ある日、水が出なくなり、下水が詰まってあふれてくる。症状が出てからでは遅い、毎日パイプを大事に使おう、と考えるのが、少しでも平穏な時間を長くしたいと願う普通の人間の気持ちではないか？

5　年を取るとみんな腰痛になるの？

高血圧などの原因によりパイプが経年劣化する状態の代表が動脈硬化だ。塩分を控え、適度な運動をして循環を澱《よど》ませないように気づかうことで、血管や血流の劣化を穏やかに抑えることが重要。文化と文明によって延ばした分の寿命を穏やかに暮らしていこうと思えば、人体のメンテナンスは細胞たちに任せきりではいけない。それこそ、私たちの最大の武器である知恵をもって、外からメンテナンスを手伝ってあげたほうがいい。

前節でも書いたが、人体の臓器は基本的に、耐用年数五十年前後をめどに調整されている。別に五十年と定めているわけではないのだけれど、五十年使える家電製品が世の中にはほぼないことを考えれば大健闘だと思う。だから五十年以上生きるためには、私たちは知恵を絞って体をいたわる必要がある。

加えて、文明によって、体を取り巻く外敵の質が変化していることも見逃せない。本来、防壁が対処し、五感が評価するはずだった「体外から来る者」がだいぶ様変わりしている。衛生環境の向上によって病原性の微生物を阻止することができるようになったことは素晴らしい進歩だ。一方で、光学技術の発達などにより目に飛び込んでくる光の総量が多くなり、ピントを合わせるべき場所もサバンナや密林、湿地帯などと比べてだいぶ近いところ（例えばスマホの画面）に限定されるようになった。目にはより強い負担がかかるようになって、視力の低下という新たな臓器ダメージが顕在化した。これに対して人類は、メガネやコンタクトレンズという「外付けのサポート機器」を生み出して人体を補助している。したたかだ。雑な感想で恐縮だけれど、こういう生き残り方はかっこいいと思う。さすがホモ・サピエンス（賢いひと）。賢さで穏やかさを手に入れたのである。

本項で語る腰痛という現象も、基本的には経年劣化と考えて、だいじにいたわってメンテナンスして乗り越えていくべきものである。症状は日常生活を不便にし、気分を落ち込ませる。過度に負荷をかけないための姿勢、運動を意識し、痛くなる前から維持管理しておきたい。高血圧と違って致死的な病態の引き金となる率は高くないから軽視されがちだが、体の痛みによって活動が低下すると筋力が落ち、筋力が落ちることによってさらに活動が低下するという負のスパイラルは思った以上に深刻で、特に高齢者においては暮らしの質を非常に悪化させる問題をはらむ。

体をメンテナンスして正のスパイラルに

痛み止めや姿勢管理などによって痛みを軽減させることで、暮らしの質を保ち、日常活動が維持でき、活動することによって筋力量が保たれ、体を支え続けることができて体調も回復するという「正のスパイラル」に戻すことが大切だ。このメンテナンスを自己判断ですませるのは実はなかなか難しい。目が悪くなってもメガネを使えば暮らしが保てるので、体のメンテナンスなんて簡単に考えがちだけれど、よく考えたらメガネはメガネ屋さんで作るではないか。視力検査をして、乱視の有無を調べて、自分にあったメガネをかけないとかえって目が悪くなるというのはよく知られている。腰痛も膝の痛みも肩の痛みも、本来これと一緒なのである。つい、自分で湿布を買って済ませてしまいがちだけれど、ほんとうはもう少し丁寧に、姿勢を検討したり適度な運動をしたりするほうがいい。コンドロイチン錠剤やロイヤルゼリーだけ飲んで経年劣化が止められるほど、人体は単純ではない。

「腰が痛い」「肩が痛い」「膝が痛い」。これらはいずれも、物理的な負担を長年強く受け続けてきた部分が損傷したり劣化したりすることで起こっている。もう少し詳しくみてみると、

1. 姿勢が悪いことにより、偏った物理的負担が繰り返しかかっている
2. 人体を支える骨や、骨と骨の間にある椎間板などの構造が劣化して、支えが弱っている
3. 骨を取り巻き姿勢を保つ筋肉の量が落ちている

など複数の原因がある。このうち、1の物理的負担を減らすには、力学的に負担がかからない角度を知らなければいけないのだが、わりと多くのホームページなどで似たり寄ったりのことを書いているので参考にしてみるといい。なかなかネットが頼りになる。

ところが2や3の、骨や椎間板、筋肉のケアについては、インターネット検索だけだとどうも情報が雑だなと思うので難しいところだ。たとえばよくあるのが「○○体操」。一部の体操は筋肉の量を保つ役に立つと思われるし、ラジオ体操など全身をくまなく動

かすタイプの体操を定期的に続けることはメンテナンスとしてかなり優秀だと思われるが、体の一部分を数秒~数十秒伸ばすストレッチを「○○体操」などと名付けているあれは、ピンキリだ。そもそも、二十四時間三百六十五日負担がかかり続けている状態に対し、たかだか数十秒のストレッチで対処しきれるわけがない。雨が降り続いている中で数十秒だけ車を車庫に避難させて、布で水滴をきれいに拭《ふ》き取ったところで、また雨の中に戻っていけば車はたちまちずぶ濡《ぬ》れに逆戻りだろう。それと似ている。

　じゃあストレッチはぜんぜん意味がないのかというと、そんなこともない。まず、「体をずっと動かさない状態はまずい」という原則を考えると、ストレッチをきっかけとして不動状態を解除するということに一定の意味がある。ずっとデスクワークをしていて首が疲れたなというときに、肩や首、背中を伸ばして定期的に休憩を入れることで、気づかないうちに悪化していた姿勢を直すことにもつながる。ストレッチ自体が筋肉を強くたくましく育てるなんてことはあまりないが、長く不動状態にあった部分を動かす「ほぐし」の目的には使える。

　テレビ番組などでは毎週のように違う「○○体操」とか「○○ストレッチ」を紹介し

ている。最初私は、ああいうのをあからさまにバカにしていた。ところが、違う箇所にある筋肉を週替わりで紹介して、今度はこっちを伸ばし、次はあっちを伸ばしとやり続けているのを眺めているうちに、考えが変わった。「ひとつの方法に凝り固まらずに体をいろいろな方法で探り続けている」ことは、別に悪くない、むしろ多彩な運動方法が試せてオトクかもしれない、ひとつひとつの効果はわからないけれど、飽きない程度に多彩な体の動かし方を教えてくれるのはそこそこ役に立つんじゃないか、と前向きな気分でテレビが見られるようになってきた。次々健康食品に手を出して結果的に多くの食品を口にしている私の知人の話ともオーバーラップする。

朝の情報番組でやっている占いなんかもそうだ。今日のラッキーフードはタピオカ、明日のラッキーフードはバナナ、明後日のラッキーフードはブロッコリー。なんだその根拠のないおすすめは、と思っていたけれど、日替わりで占いが提示してくれる食材を参考にすること自体はよく考えたら別に悪くない。むしろ、少数の食材に集中しがちな家庭の食事状況をほどよくシャッフルしてくれる効果すらあるのではないか。

これって考え方ひとつだなーと思った。自分ひとりではどうしても、ひとつの運動方法、ひとつの食材にばかり肩入れしてしまうけれど、他人が無責任に出してきたバラエティ豊かな情報をほどほどに取り入れることで、生活に多彩さが生まれてくるならばそれはもしかすると儲《もう》けものかもしれない。

偏り過ぎが一番のワルモノ

観念的な話で申し訳ないのだけれど、複雑系、すなわち複数の要因が絡み合って複雑な群像劇を演じていくような関係である人体において、体調を崩す一番の原因と私が考えていることは、ひとつの何かに偏りすぎてしまうことである。糖質がワルモノだと決めつけて炭水化物を全部カットするとか、ずっと同じ姿勢でいるとか、奇跡の水がすべてを治してくれると信じるとか……。本来、人体は無数の登場人物たちが複雑に織りなす曼荼羅だ。だからこそ極めて高度のシステムが維持できているのに、登場人物を単純化して絞り込んでしまっては、外敵にも内なる劣化にも耐えきれない。「〇〇体操だけしていれば私は大丈夫」。「湿布はっときゃ治る」。「納豆が体にいい」。これらを冗談半分で口にして、実際には歩いたり走ったり、姿勢に気を付けたり、納豆以外の食材もきちんと食べているのであれば、それは別に悪いことでもなんでもない。趣味と一緒だ。「今ハマっている」にはなんら害はない。けれども、世の中にはときおり、「本当にこれだけやっていればいいはずだ」と一種類の方法に異常に依存してしまう人がいる。特に、病気とか体調不良という非常事態を前にすると、人間は視野が狭くなりがちで、すがるものが少なくなりがちだなあと感じる。複雑系を単純化しようとするのは無謀な試みである。多細胞生物なのに単細胞生物に戻ろうとしているかのような危うさを覚える。というか、単細胞生物であってももう少し複雑な人生（細胞生？）を送っているのだ。まして多細胞生物である私たちは、多彩な生き方を選択したほうがいい。

医者のアドバイスとして、有名なフレーズがある。「バランスの良い食事、適度な運動、十分な睡眠」。これをそのまま口にする医者はアホだなと思っているし、実際にはもう少し具体的にしゃべってくれる医者がほとんどだと思う（そうであってほしい）が、世の中には単純化されたこのフレーズが伝わってしまっており、神通力もほとんど消えてしまった。この際だ、いい機会だから、お決まりのこのフレーズを詳しく解析してみよう。

たとえば腰痛のような、「基本的には経年劣化であり、きちんと対処して維持管理を続けることで人生の質が上向く病態」を防ぐには。あるいは、すでに出てしまった腰痛に対処するためには。

バランスの良い＝少数の食材に依存せず、少しでも多くの食材に参加してもらって、登場人物ができるだけ多くなるような食事

適度な＝過剰に一箇所の筋肉だけを鍛えようとせず、骨に過度の負担をかけることなく、複数の場所が同時に動く、たとえば軽く汗ばむくらいのウォーキングのような運動

十分な＝枕やふとんの硬さが背骨に負担をかけない硬さ、形になっている状態で、七時間前後の横臥《おうが》で、起きたときに痛みが少なく、また起きたときに脱水を補正するためにコップいっぱいの水を飲むようにする睡眠

が前提だ。その上で、痛くなった箇所、痛さの強さに応じて、医者や理学療法士などのアドバイスを聞きながら、自分にあったメンテナンスを探っていく。これが複雑系のトラブルをメンテナンスする上で一番理にかなっている。

えっ、めんどくさい？　そこまでやってられない？　そうかなあ。以上のことをざっくりまとめると、「一つのことにとらわれすぎずに、多彩で動きのある暮らしをして、ときおり人の手を借りよう」ということだけなのだけれど。

6　がんってなんなの？

外敵に対する壁の守り、警備員、そしてライフラインによる栄養やゴミ捨ての管理……。人体という都市を保ち続ける中で、人は知恵と科学によって、防御部隊の手助けをする方法を手に入れ、壁の補修方法も、パイプのメンテナンス方法も学んで、次々と寿命を延ばすことに成功した。

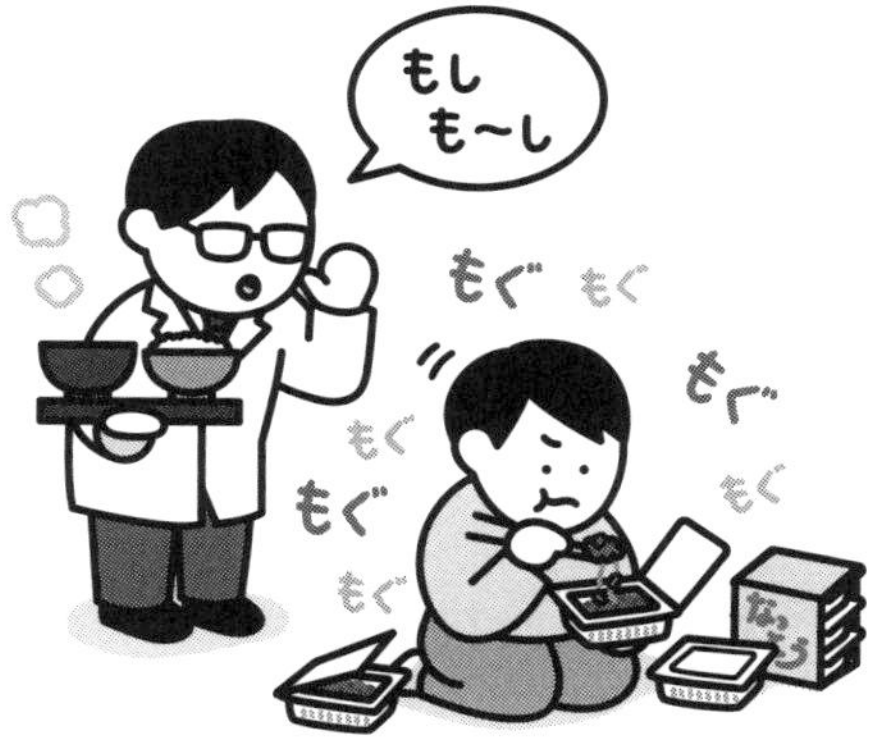
もし
も〜し
もぐ
もぐ
もぐ
もぐ
もぐ
もぐ
もぐ

それでもなくならなかった病気がある。むしろ、ほかの病気が減り、生きて暮らす日数が長くなればなるほど避けられなくなる、最後の病気。

それが、がん。

がんは内なる驚異

外敵との戦いこそが感染症の正体。アレルギーや自己免疫疾患は防御部隊の勇み足によるもの。ライフラインを長期保守管理しようと思ったら高血圧とか脂質異常症とか糖尿病とか肥満はコントロールしたほうがよく、経年劣化をケアしながらうまく体とつきあっていくために多彩な暮らしを心がけて……。

さまざまな病気や病態を、例え話を使いながら眺めて、対処法を考えてきた。平和に暮らしていくのも大変だ。

こうして内外の敵やトラブルをなんとか退けながら暮らしているうちに、戦わなければいけない敵が、人体の内部に出現することがある。それも、けっこうな高確率で。がん。内なる驚異。人間が長く生きようとするときに避けては通れない敵。

このがんという病気も、先ほどまでと同じように、例え話で説明できるのかというと……これがまた、見事にできる。

まずは人体の様々な細胞が、都市の中で仕事を得て、日々自分の仕事をこなしながら暮らしている様子を思い浮かべてほしい。消化管では栄養を吸収し、肝臓では栄養を加工したり毒物を解毒したりし、腎臓では下水をきれいにし、肺は酸素を取り入れて二酸化炭素を排出し……。臓器ごとに職種が違う。細胞たちは各自の持ち場で元気に働いている。ライフラインがあらゆる細胞を活かす。分業制度が完成している巨大都市、それが人体だ。

そこに、がんが出現する。がんといってもいろいろあるので、ここではまず、がんを「レベル」に応じて分けてみる。

レベル1．前《ぜん》がん病変とか、異形成とか、ごく早期のがんと呼ばれるもの
↓バイトの採用面接でミスって雇ってしまったチンピラ

レベル2．手術が必要とされるがん
↓徒党を組んで、善良な人々の働く施設を乗っ取ったり、破壊したりしている、ちょっとめんどうなヤクザ

レベル3．それよりもさらに進行したがん
↓もはや国際マフィア。本来いた場所を離れてあちこちにアジトを作りまくり、複数の場所で戦争をはじめた状態

がんはラスボスじゃない

がんというのはひと言で言うならば「人体という都市に現れた反社会勢力」である。ただしチンピラからマフィアまでレベルの差がある。がんという病気は一種類ではない。

本書の中ではもう何度も何度も繰り返しすぎて、そろそろ飽きてきたが、人体は複雑であり、病気も複雑であり、つまりがんもまたシンプルには語れない。

進行の度合いによって、あるいは発生した臓器ごとに、がんはまるで違う様相を呈す

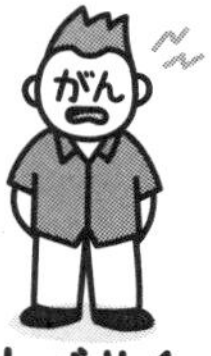

レベル1

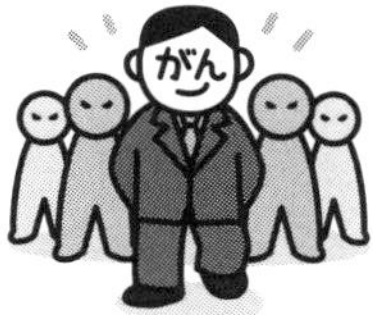

レベル2

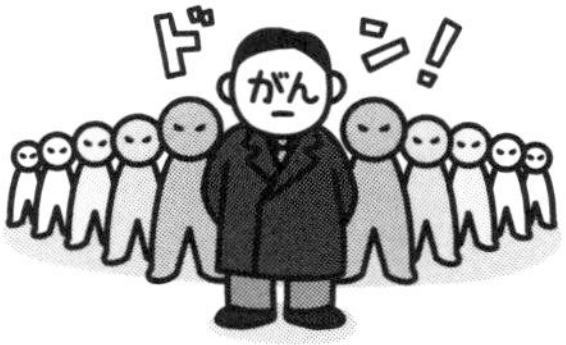

レベル3

る。バイト先のチンピラ一人程度であればクビにするだけで済む。すなわち、ごく早期のがんは治療が比較的容易で、再発などの危険は少ない。しかし、国際マフィアに育ってしまった悪人どもの、日本支部だけを狙って叩《たた》きつぶしても、世界中から戻ってきたマフィアが報復の猛反撃を仕掛けるだろう。

あらゆる病気にいえることだが、病気というのは規模とか程度によって対処を変えていかなければならない。

話は少し変わるけれども、たとえば、「がんと戦うな」というタイトルの本がある。私はそのタイトルを見た瞬間に一秒で「うわっ頭悪いネーミングだなぁー」と感じた。何がアホかって、「がんと言っても千差万別なのに、がんを全部ひっくるめて戦うなとか言ってる」のが直感的にアホだなーと思ったのだ。がんとどう戦うか、戦うとしたらどれくらいの規模で何をターゲットとして戦うのか、真っ向勝負するべきか、それとも、うまいことなだめすかして共存しながら時間を稼ぐべきか。話は簡単ではない。少なくとも「戦うな」みたいに単純に答えを出せるわけがない。それがわかってるはずなのに「がんと戦うな」みたいなタイトルを平気で付ける著者もアホなら許した編集者もアホだし売る出版社もアホだと思う。別にアホであっても本を出していいし商売はしたらいい、それは確かに表現の自由であり出版の自由だ、しかしそれをわざわざ買うことは経済の損失であり英知の敗北だと思う。人体をバカにするなといいたいし、人類がここまで丹念に積み上げてきた知性の巨人の肩に乗れば、そんな低級な自己啓発本は参照に値しない。下品である。真剣に疾病のことを考えて立ち向かおうとするまじめな患者と医療者に対する侮辱だ。

人々は単純な話を好む。ツイートは短い方が読みやすく、TikTokは三十秒前後の動画しか流れないし、YouTubeであっても八分以上の動画はバズらない。しかし、「がん」を短く語ろうとすることは生命に対する冒瀆《ぼうとく》である。複雑系の問題を矮小化《わいしょうか》した行為としか思えない。付け加えていうと例の本は問題を単純化しすぎている以外にも、都合良く本当のこととウソを混ぜているところがたちが悪い。以上の数行を書くのに私は二分も要しなかった。こんなことはとっくに語り尽くされていることである。今さら紙幅を割くことでもないとは思うが、国語の教科書に枕草子「春はあけぼの」が基本教養として載っているのと同じ。「がんと戦うな」的書籍は人体という群像劇をバカにした稀代《きだい》の迷著である、これは「基本的な教養」だと私は考えている。

じゃあなぜこんな本が売れて、がんに対するテッキトーな言質が世の中に未《いま》だに生き延びているのか……それは、ひとえに、人々が「がん」という言葉を極度に恐れているからだろう。むりもない。がんだと診断されただけで思考停止して泣き出してしまうことにも強く共感する。がんという言霊《ことだま》はとても強い。これほどまでに人々ががんを恐れる理由は、「死ぬから」だと思う。死ほど大きな恐怖はなく、死を想起させるがんは、ラスボスのような響きをもつ。

ただ、ここで、冷静に考えて欲しい。

たとえばチンピラ数人を見つけたからといって怖がってすぐに絶望する必要はないだろう。

徒党を組んだヤクザ程度であれば、十分に対処法はある。

マフィアに体のあちこちを占拠されて絶望するのは無理もない。しかし人間らしい暮らしが即座に奪われるわけではない。痛みに対する対処も進歩した。

がんが怖い病気であることは間違いない。がん以外の病気が駆逐されるにつれ、人間の最終的な死因の多くががんに関係していることはまぎれもない事実だ。もちろん治せないがんはいっぱいある。しかし、がんにもいろいろあるのだという知識を持って欲しい。知性は恐怖を飼い慣らす手綱《たづな》だ。おそろしさを完全に消滅させることはできずとも、おそろしさとどう付き合っていけばよいのかを考えることはできる。単純化して矮小化することなく、丁寧に知ることこそが肝要だ。

がんは非常に複雑な病態を呈するため、がんの規模がでかくなればなるほど戦い方も複雑になる。ラクな戦いにはならない。しかし、繰り返すけれど、がんを過度に恐れる必要はない。たとえ国際マフィアに襲撃されているからといってやれることがなくなるわけではない。

「がん」という言葉自体は、「わるもの」くらいのニュアンスである。チンピラもヤクザもマフィアもわるものだ。だったら、今あなたが興味のある「その、がん」は、どんながんなのか。丹念に知ることからはじめてほしい。

がんは細胞のバグ

ひとたびがんにかかったときの対処方法は、他の病気に比べてもかなり難しい。たぶんあらゆる医療の中でも有数の難しさだろうと思う。単純にがん細胞だけを叩きつぶせば解決、という話でもない点には注意が必要だ。

たとえば、徒党を組んだチンピラやヤクザたちが町の壁や家々を壊してしまうことがある。すると、外敵の侵入（感染症）を招きやすくなる。これはすなわち、がんの治療と感染症の治療を同時に行わなければいけない局面があるということだ。

また、ヤクザも私たちと同じようにご飯を食べたりメールを打ったりするという点も覚えておこう。がん細胞が食い荒らす食事の量がかなり多かったり、がん細胞同士が連絡をとりあうためにネットワークに迷惑な情報をばらまいたりすることで、しばしば都市全体が栄養不足に陥ったり（悪液質）、誤った指令に基づいて防御部隊が変に活性化されたり（播《は》種性血管内凝固《しゅせいけっかんないぎょうこ》：ＤＩＣ）することもある。となると、がんに立ち向かう医療においては、手術とか抗がん剤とか放射線治療といった「がん細胞を打ち破るためのもの」ばかりではなく、全身の栄養状態や循環動態などをきちんと管理する、徹底したケアがあったほうがいい。

一方で、まだチンピラに毛の生えた程度のがんであれば、驚くほど体に負担のかからない治療だけでわるものを駆逐できるかもしれない。ただしそこには理論がある。間違っても、「まだ小さいがんだからハーブが効くはずだ」みたいな、雑な選択肢を選ばないでほしい。少なくとも気功でがんが治るとか奇跡の水でがんが治るとか、ブロッコリーを食べればがんになりづらいとか、そういう一つの因子でどうにかなるわけはない。

これをわかっていただくことが重要だと思う。その上で、「なぜ人間はがんになるのか」ということを考えてみよう。


人体を守る壁を作り、あるいは栄養を摂って加工し、体中に分配し、毒が出れば捨てたり解毒したりして、暮らしを営んでいくのはすべて細胞たちの共同作業である。細胞たちは一つ一つが寿命をもっており、日々、それぞれの持ち場で、それぞれのスピードで生まれ変わりながら、集団としてひとつの個体を形成する。それはあたかも人が生まれて死んでを繰り返しながらも東京は東京として続いていく様子に似ている。

さて、細胞が生まれ変わるときには、別に細胞が結婚して子どもを生《な》して世代交代するわけではない。細胞分裂という、たった一種類の手段によってのみ、細胞は増えている。つまり私たち人間をはじめとする動物たちは、全身で無数の細胞分裂を繰り返すことで自分自身を維持している。これが大前提だ。やたらめったら複雑なくせに、キモのところには細胞分裂という現象がドーンと鎮座しているのである。言ってみれば、ここに一つの「シンプルな」ウィークポイントがある。

細胞分裂の際には、細胞それぞれが持っている「細胞の設計図」を正確にコピーして増やし、二つに分かれた細胞それぞれが全く同じ設計図を持った状態にならなければならない。この設計図とは毎度おなじみ遺伝子のことであるが、遺伝子という設計図はイラストで書かれているわけでも日本語で書かれているわけでもない。DNA（デオキシリボ核酸という物質名）によって記載されたプログラムである。コンピュータプログラムが0と1の二進法で書かれているのに対し、遺伝子はA、T、G、Cという四つの文字（プラスアルファ）によって書かれた四進法（プラスアルファ）のプログラムだ。これらを細胞分裂のたびごとに、まとめてコピーするシステムというのが存在する。このシステムがイカレたらどうなると思う？　細胞分裂の際に新しくできる細胞が、正しいプログラムを持つことができない。すると、プログラムに従って細胞が正しく動くことができなくなる。端的に言えばバグる。これががんの正体だ。つまりがん細胞というのは、細胞が持つプログラムがバグっているために、正常の機能を果たさず、正しい増え方をせず、人体に悪さを及ぼす細胞の総称である。

この「バグった細胞ががんである」という事実は、思った以上に複雑な背景を持つ。

細胞というのは非常によくできている。たとえばプログラムのコピー時にバグがあったら、なんと細胞ごと自殺してしまう安全装置がある。あるいは、それ以前に、プログラムをコピーしている最中にコピーミスを見つけたら、そのコピー部分をいったん消してコピーをやり直すメカニズムというのもある。ほかにも、細胞がバグらないための手段、細胞がバグった瞬間に直す手段、バグった細胞をすぐに取り除く手段が本当に無数に存在しており、バグった細胞はたちどころに排除されるし、そもそもバグらないための予防手段も完備されている。さすが人体。メンテナンスが十重二十重だ。進化バンザイ。

それでも気を付けなければいけないことがある。これらのバグ細胞自殺装置、コピー監視装置、コピーやり直し装置、バグ細胞取り除き装置など、とにかくさまざまな安全メカニズムも、結局のところは細胞が持つプログラムによって書かれている。

さあ複雑になってきた。

ちょっと思考実験をしてみてほしい。

「プログラムにバグが見つかった細胞を自殺させるプログラムにバグがあったらどうなる？」

……混乱しないで丁寧に読んでほしい。だってこういうことはあり得るだろう。考えたくもないことだが。

「プログラムにバグができた瞬間にチェックするはずのやり直しマシンが故障しており、プログラムにバグが見つかった細胞を自殺させるプログラムにバグがあり、プログラムにバグがある細胞を排除する防衛部隊の目をくぐり抜けるような迷彩仕様のバグがあったら、どうなる？」

　そんな悪夢みたいな不運がどれほどの低確率で起こるというのか。気が遠くなりそうだ。「悪いことが重なりすぎた状態」。細胞分裂に際して幾重にも用意されたセーフティネット、何重ものチェックポイント、これらが複数バグったとしたら。

　そう、それこそが、がん細胞の正体なのである。がん細胞には、二十個、四十個、百個といったプログラムバグが含まれていることが一般的だ。たった一つの遺伝子変異だけでがん細胞が生まれることは少ない。このため、基本的にがんというのは高齢者の病気であるとされる。毎日ほんとうに星の数ほど起こっている細胞分裂を、さらに何年、何十年と続けてはじめて、不運とバグが何重にも重なった状態が体のどこかに出現する。異常に面の数が多いサイコロを何個も振り続けて、すべて一の目が出たときだけハズレ、という状況を考えてほしい。九九・九九九…％、外れることはない。でも確率はゼロじゃない。ごくまれにハズレる。ハズレが蓄積してがんが出る。

がんという複雑な敵

ところで、若い子どもにもがんが出ることがある。悲しいことだが低確率で起こる。血液のがんなど一部のがんは、頻度は非常に低いが、子どもにも出る。バグが出る場所がたまたま非常に悪い場所にあり、数々のチェックポイントを一気にすり抜けてしまうようなケースで、まだそれほどサイコロを振っていない若い頃にがんが出る。あるいは、たまたまバグに対する弱さが生まれつき細胞に備わっている場合も、若い頃からがんが出ることはありうる。

がんごとに、どのようなバグが原因になっているかは毎回違う。そのため、あるバグにはズバリと効く抗がん剤が、他のバグにはまったく効かないということもある。だからがんの治療はどんどん複雑化している。

さて、以上のような説明をすると、ときに、次のような質問をいただくことがある。

「子どもががんになるのは遺伝のせいですか?」

本書をここまで読んだ人であれば、次に私が書くことを予想できるかもしれない。

「それほど単純じゃないよ」

がんだけに限った話ではない。ありとあらゆる病気が、親から受け継いだ遺伝子のせい「でもあり」、親から受け継いだわけではないが生まれる前にたまたま組み合わさった遺伝子のアヤのせい「でもあり」、これまでに摂取してきた栄養や戦ってきた敵のせい「でもあり」、そして何よりも、サイコロの目がたまたま悪かったせい「でもある」。

原因がひとつに決まることはめったにない。ごく低い確率で、原因が絞り込めるような病気もあり、その場合には必ず主治医から説明がある。しかし、主治医から特に説明がない九割九分の病気において、親のせいだとか食べ物のせいだというように、個人がかかった病気の原因をひとつに絞り込むことはまずできない。

原因だけを狙い撃ちできるシンプルな予防法や治療法など、この世にありはしない。

また、先に述べたように、がんと戦う上では、がん細胞そのものを攻撃する以外にも、チンピラの周囲に起こった被害をサポートするように人体そのものをケアしたり、あるいは精神的な部分でも支えになったりする必要がある。

このことを知っているからこそ、医療はチームで行われる。がん医療は文字通りチーム戦、総力戦の様相を呈する。

患者を筆頭として、主治医や関連他科の複数の医師に加え、看護師、放射線技師、臨床検査技師、保健師、栄養士、理学療法士、言語聴覚士、社会福祉士……とにかく多くのスタッフが集い、陣を構え、敵の勢力をはかり、効果的な治療法を探り、兵站《へいたん》を整え、物資の運送をおこたらず、メンタルサポートまでも完備させた状態で、がんという複雑な敵に立ち向かっていく。勝利目標も単純なものではない。あらゆる人間がいずれ死ぬことは決定事項だが、いつそのタイミングが来るかをがんは早める可能性がある。しかしそれがどのようなスピードで、どのような加速度で訪れるかはケースバイケースである。がんはラスボスではないが、結果的に最後の敵になることもある。大河ドラマにひとつとして同じ脚本がないように、同じ歴史が繰り返されたことがないように、生と死を巡る群像劇は局所戦では解釈ができない。患者ひとり、医者ひとりでどうにかできるものでもない。戦え、戦うなの二元論で語ってはいけないし、語りきれるものでもない。結局は、繰り返しになるがこちらもチームを組むしかないのだろうな、と思う。患者、家族、医療者、そして社会が、それぞれにつながりながら。強いて単純化するならば最強の敵はがんではなく孤独なのだ。舞台に一人で立ってはいけない。

第3章　病気と気持ちの関係は？

1　病は気からって本当？　――気持ちの問題なの？

「そんなわけないでしょ」と、いかにも私が即答しそうなお題である。皆さんもそう思っただろう。本書でこれだけ何度も何度も繰り返し、複雑系だ、群像劇だ、原因はひとつに決められない、と書いてきた人間が、いまさら、病は気からです、なんて、まず間違いなく言わなそうではないか。

でも、ここは丁寧に答えたい。

病《やまい》は気からではない。

しかし、気持ちの問題は大切である。

きちんと両者をわけて理解しておいた方がいい。

まず明確に否定できることは、気合いが足りないからかぜをひいたんだとか、たるんでるから病気になるんだというような、「病気の原因をメンタルひとつに求める姿勢」である。こういうセリフはもはや「アガリクス製品を食べればすべてのがんが治ります」とか「フコイダン製品をのめば万病が癒《い》えます」というのといっしょだ。完全に間違いで弁護のしようがない。

気持ちのせいで病気になるなんて安直なことは言えない。ただし、病気のせいで気持ちがつらくなることは間違いない。気持ちに病の原因を求めても詮無きことだが、病気にまつわる気持ちをきちんと理解してできる限り大事に扱うことはとても大切だ。

たとえば、ＨＰＶ（ヒトパピローマウイルス）ワクチンに強い副作用が出るということを恐れ、ワクチン注射を打つことができず、結果的にＨＰＶに感染してしまった人がいる。ここには確実に「気持ちの問題」がひそんでいる。「気持ちの問題を皮切りにして、あるいは回避できたかもしれないウイルスに感染してしまった」ケースだからだ。

ただし注意してほしい。「恐れずに打てばよかったのに。気持ちさえしっかりしていればウイルスに感染しなかったのに」と後悔することに意味はないし、ぶっちゃけそれは間違いだと思う。一個人がワクチンを打たなかったからHPVに感染してしまった、というのは問題を小さく捉えすぎである。HPVワクチンに対して恐怖を喚起するような一部の言論あるいは報道によって、世の人々の心に「恐怖」という症状が巣くってしまったことこそが問題なのだ。これは社会の病理とでもいうべきである。個人が選択した、選択しなかったというような卑近な話にすり替えてはいけない。むしろ、「恐れ」をケアできなかったことを反省し、気持ちをケアし続ける姿勢こそが求められる。

病気のせいで辛くなったりはする

今はHPVワクチンを例にあげたが、あらゆる病気において、個人の選択が「後悔」される傾向にある。人間はきっとそういう生き物なのだ、「あのときこうしていなけれ

病は気から ではない

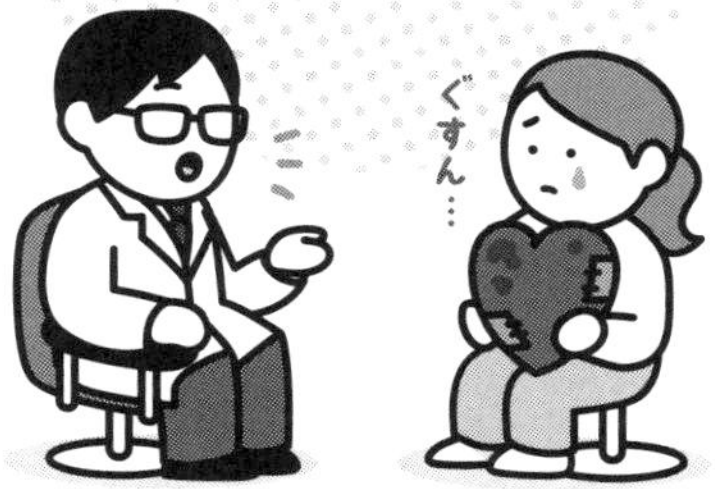

ば……」とｉｆ物語で過去を振り返ってくよくよするようにできている。本能なのかもしれない。記憶をたどって自分の選択の善し悪しを判定して今後に活かそうということなのだろう。でも、病気というのはほとんどの場合多因子発症するし、仮に発症が単一因子だったとしてもその後の展開は多因子進展するので、個人の気持ちとか選択のしかたひとつで、かかった、かからない、よくなった、よくならないと騒ぐことは意味がないし、間違いであると思う。

ここでタバコについての話もしておこう。

タバコというのはがんにかかるリスクを上昇させることが確定している、数少ない「犯人」だ。世界保健機関（ＷＨＯ）も、世界中の医学団体も、タバコは多くの病気の原因であると明確に発信している。しかし、ここまではっきりとした悪であるタバコとて、病気の「単独犯」ではない。主犯格ではあるが。

たとえばタバコを吸っていた人ががんになった場合、私たちはすぐに「タバコのせいでがんになった」と言いがちである。しかし、そこには必ず他の要因も関与している。遺伝子の脆弱性《ぜいじやくせい》があったり、他の病気で死ななかったという間接的な理由（肺がんになる前に他の病気で死んでしまった人は、肺がんにかかれない）があったりする。忘れてはいけないのは「運」だ。同じリスクを背負っていても、がんになる人とならない人がいる。

　このことを肌で感じている人々は、「タバコ吸いまくっててもがんにならないで生き延びる人がいるじゃん、だから俺も大丈夫だよ」とかなんとか言いながらタバコを吸う。一理あるのだ。一理しかないけれど。だって、タバコの場合は、がん以外にも肺気腫という圧倒的に苦しい病気の主犯になりうる。口腔内《こうくうない》の衛生環境も悪くなるし、ケガが治りにくくなるという驚きの副作用（作用？）もある。さまざまな「病気サイコロ」の出目をかなり悪くする。だから私だったら吸わない。割に合わなすぎる。

　でも、タバコを吸っていて肺がんになった人に、「タバコ吸わなきゃよかったのに。気持ちを強くもって禁煙していればがんにかからなかったのに」と伝えることには利点が見いだせない。すでにがんになった人の気持ちを追い詰めて、病気以外にも心を沈ませる言葉をかけることに、私は正義を見つけられない。それはがんという病気が持つ、「人間の心に、つらい、苦しい、いやだ、といった感情を引き起こす症状」をケアできていないと思う。端的にいえば、その言葉は、「気持ちの問題をなめている」。

気持ちのケアが大事

体内にがんを抱えた人が、自分はもうだめなんだと意気消沈して、日々なにもすることができずに鬱鬱と暮らしていく場合がある。しかし、同じ種類のがん、同じ進行度のがんを抱えていても、自分の人生をもう少し冷静に見据えて、使える医療を使いながら、もう少しおだやかに、あるいは楽しく、人生を送っていく人もいる。同じがんであっても、人によってさまざまな受け止め方があり、ときにその差は患者の気質とかストレス耐性によってもたらされるという。しかし、やはりここでも、私は同じことを言おう、それほど単純ではないと。気持ちの問題というフレーズはなんだか問題を簡単に捉えられるような軽い響きをもつのだが、気持ちこそは大脳という人体最強の複雑系かつブラックボックスがもたらす最強に複雑な曼荼羅だ。その気持ちがなぜ生まれてきたのか、どうやったら気持ちをいい方に変えることができるのか、というのは、単純な言葉ひとつや行動ひとつ、あるいは飲み薬ひとつで解決できるほど甘くはない。

「気持ちの問題」は、おそらく、病気に対する直接的な治療（セラピー）と同じか、それ以上に難しい。患者の病気を治す話と、患者の心によりそってケアする話は、いずれも心して取り組まなければいけない医療の双璧なのである。患者と医療者が付き合っていくときに、治療（セラピー）と維持（ケア）の両方に気を配り、両者を分けて考えることは近年のトピックである。興味のある方は、巻末に付記する優れた参考文献を一読されたい。

2　気合いで治す！とか言う人がいるけれど本当に気合いで治るの？

治りません。誰だ最初にそんなこと言ったの。

かぜをひいたときに気合いで治したことがある人は、悪いこと言わないから、次にかぜをひいたときには、思いっきりだらけて、気合いゼロでのうのうと寝て過ごしてみて欲しい。それでも治るから。

たとえば気合いを入れてウオーと興奮すると血圧があがるし脈もはやくなる。だから、気合いを入れることで人体の循環・呼吸はホルモンや神経を介してある程度コントロールできるように感じる。だからつい、「気持ちで体をコントロールできる」などという幻想にとらわれがちだ。しかし、気持ちの変化によってある程度コントロールできるのはせいぜい血流量くらいのものである。かぜを治すのは血液の量ではない。血液の中に含まれる免疫担当細胞をはじめとする細胞・物質である。気合い程度で警備員を強化できるほど甘くはない。

こういうと、「いっぱい笑えばNK細胞の活性が上がると聞きましたが！」みたいなツッコミが入ることもあるのだが、そもそも、NK細胞以外にどれだけ多くの警備員が体の中にいると思っているのだ。「いっぱい笑えば北海道警察札幌《さっぽろ》中央分署の交通課の婦警さんが元気になります」くらいの意味でしかない。それで日本の治安がよくなるだろうか？　笑うことはふつうに「気持ちにとっていいこと」なのだから、それ以上に余計な付加価値を無理やりつけようとしなくていい。笑えばいいと思うよ。かぜは笑わなくても治るよ。

気合じゃ治らない

「うつ病は甘え」みたいな明確な間違いも、未《いま》だに世の一部には蔓延《まんえん》しているので困ったものである。うつ病は立派な病気であり、適切な医療によって時間をかけてじっくり治すべきで、甘えている、いないとは全く関係がない。「気の持ちようで治る病気はない」ということを知っておいて欲しい。私がこの先、理不尽な人に「病気だと？　知ったことか！　気合いで治せ！」とか、「たるんでるから病気になるんだ！」などと言われた日には、そんな非科学的なことを令和の世の中で未だに信じ込んでいる人はいったいどんな不幸な偶然が積み重なってどれだけの勘違いを背負って今そうやって生きているのかと哀れみすら覚えてしまう。

　ここまで繰り返してきたように、病気の原因はひとつではない。そして「病気が気合いで治る」とか「気合いを入れていればかぜをひかない」などという暴論を信じ込んでいることにも複数の原因があるのだろう。その人の性格がどうしようもなく歪《ゆが》んでいるから、という理由だけでは到底説明できないレベルの妄言なのである。「これを言うことで何らかのメリットがその人にある」（実は商売で言っている）とか、「限られた自分の経験で、たまたま気合いを入れていたらかぜをひかなかった時期があったことを一般論と勘違いした」などの、何らかの邪悪な意図、あるいは偶然の不幸なきっかけが関与しなければ、「気合いで病気が治る」みたいな暴論は振りかざせない。

ビタミンCやローヤルゼリーも関係ないよ！

では、気合い以外に、病気を治す手段はあるだろうか。睡眠・休息というのがポピュラーだが、これはどちらかというと、人体内の免疫細胞が十分に活躍できるように、細胞すべてのコンディションを整えるという意味合いがある。休息が役に立つというよりも、過労が「病気以外のストレス」として体に襲いかかってくるのが面倒だという考え方がいいかもしれない。疲れるのは良くない。おだやかに休もう。

ほかに何か、病気と相対する上で、物質的な補助は役に立つか？　少なくともコンビニやスーパーで買える単一のものが病気を治す手伝いになることはない。特殊なキノコもロイヤルゼリーも奇跡の水も、飲んでも飲まなくても効果がなく、金がかかるぶんだけ損である。強いて言えば脱水はよくない。だから水分はとってほしい。けれど別にミネラルウォーターを買う必要はないし、高い水ならその分体にいいということもない。お腹をたぷんたぷんにするのもかわいそうだ。具合が悪いときは、水差しを枕元においてときどき少量ずつ飲もう。

そうそう、ビタミンCをたっぷりとって寝たら治るよ、みたいな話を、ほんとうによく耳にする。これ、あえて否定する必要もない。害がないからだ。ただ「ビタミンCをとればかぜが早くよくなる」とは私は思わない。それ別にいらない。

体調を崩した人には、

「自分が食べたいと思ったら食べて、食べたくないと思ったらむりせずに。脂っこいものは胃腸に負担をかけるだろうから、さっぱりしたものを食べればいいと思う。たとえば、発熱して汗をかくときは、水気があって糖分も含まれていてちょっと酸味もあるフルーツが便利だから、フルーツとかいいかもしれないね。でも実際にかぜを治すのは体の防御部隊だから、ビタミンCとか多めにとったところであんまり意味はないけど、ま、食べられるものを無理せずに食べてゆっくり休んでね」

と言いたい。でもこれだと長いしうざいだろう、だからぐだぐだと説明せずにスパッと

「ビタミンCとって寝とけ」

と伝えることは、アリっちゃアリだと思う。おばあちゃんの知恵袋に近い。

先ほど、「少なくともコンビニやスーパーで買える単一のものが病気を治す手伝いになることはない」と書いた。これに対し、病院で医師が処方する治療薬や放射線治療、手術などについては、人体の運命を決めるサイコロの目をかなり有利にしてくれる効果がある。ただし使い方が難しい。たとえば近代医学の成果のひとつである抗生物質は、実際には何百種類と存在する。ある感染症に効いたAという薬が、ほかの感染症にも効くとは限らない（というか効かないことの方が多い）。さらに、あらゆる抗生物質は、決まった量を決まったタイミングで投与しないと効かない。半分だけ飲んだら半分ばい菌が死ぬからいいだろう、みたいな雑な治療をすると手痛いしっぺ返しを受ける。相変わらずの物騒な例えをすると、テロリストが百人いたとして、五十人だけぶっ潰したらどうなる？　残りの五十人が怒り狂って死に物狂いで襲いかかってきて状況は悪化するだろう。感染症の治療もこれと全くいっしょだ。中途半端な薬剤投与は効果がなく、ぶっちゃけ害悪である。

結局、気合いで病気は防げないし、治ることもない。自分の体の防御部隊を信用し、防御部隊の邪魔をしないようにきちんと休息をとること。そして、何か人体の手伝いをしようと思ったら、プロの医療者に相談しながらチームで立ち向かうこと。これが最適解だ。

なお、病気でつらい人に、気持ちで寄り添う人がいてくれたら、病気そのものは治らなくても、病気を抱えた人生が少しつらくなくなる。気合いは不要だが気持ちは大切。前節でも書いたが、セラピーとケアは分けて考えるべきであり、ケアにおいては「ただそこにいる」という寄り添い（余計なアドバイスや説教をがんがん加えていくことを寄り添いとは言わない）が様々な場面で効果的だろうと言われている。治るかどうかとは異なる価値が、「気持ち」に託されていることは間違いない。

でも、病気を前にして「気合い」に頼ることはおすすめできない。気合いは元気な時に入れるものだ。

3　病気と平気の線引きはどこ？

ここまで、病気とはなんなのかという話を皮切りに、病気かどうかを定義しているのは誰なのか、医者は病気をどのように評価しているのか、診断と未来予測との関係、時間軸を活用した診断方法、病気や人体が複雑系と呼ばれる多因子の集合体であることなどを順に見てきた。そして、病気を分類し、痛みのメカニズムについて簡単に学ぶと共に、感染症について、アレルギーや自己免疫性疾患について、高血圧などライフラインの劣化につながる病態について、腰痛のような経年劣化病態について、さらにはがんという病態について、順番に見てきた。

かなり雑駁《ざっぱく》な内容であったが、結局のところ、

病気とは、「こないだまでの自分がうまく保てなくなること」。
健康とは、「こないだまでの自分をうまく保ち続けていること」（ホメオスタシス）。

という大定義は揺るがない。その上で、病気であるとはどういうことか、平気であるとはどういうことなのかを簡単におさらいする。

私たちの体は都市であり、無数の細胞たちが極めて高度の分業と連絡調整を行うことで平穏無事に保たれている。奇跡のメカニズムはそう簡単に外敵の侵入を許さないし、仮にゲリラ的に何かが侵入してきても優秀な防衛部隊がそれを討ち取る。防衛部隊の放水攻撃や火炎放射によって、ときに局所が、あるいは全身が、さまざまな症状に襲われ、私たちはこれをかなり遠くから俯瞰《ふかん》して、「なんだか調子が悪いな」とか、「ノドが痛いな」とか、「鼻水が出たな」とか、「首が腫れたな」などと感じる。

このような経験があると、つい、「病気であれば平気ではない」し、「平気なら病気ではない」と言いたくなる。

でも、一見なんの症状もなく平気でいるときにも、都市のライフラインに圧をかけてダメージを蓄積させるような病態が潜んでいることはある。もともとそういう経年劣化から生命は逃れる術をもたなかったから、大多数の生物は生殖可能な年齢を過ぎて子孫が残ったタイミングで寿命を終えるが、人間が外付け機能として装備した文化・文明は、人生を二倍以上延長することに成功した。めでたい半面、「病気と平気」の境界は少しずつとろけて、わかりにくくなった。

病気と平気の境界がわかりにくい状態には、がんも含まれる。がんという病気を人々は恐れる。がんを持っているからといって今日明日すぐ死ぬわけではない。早期に発見すれば、命に影響を与えずにがんを取り去ってしまうことも可能だ。逆に、根治が不可能なまでに進行したがんを持っていれば人生はもはや真っ暗闇なのかというと、どうやらそうでもないらしい。気分的にあまり平気とは言えない状況であっても、人体という都市の大部分は昨日と同じように稼働し、人生はまだしばらく続いていく。

「この先どうなるか」という観点で人体を推し量るのが大事

「病気VS平気」という二項対立は、西洋医学の発達により、もはや成り立っていないのだ。平気でも病気のことがあるし、病気であっても平気に暮らせることもある。複雑系で起こっている現象をストリートファイターⅡのような一対一の格闘ゲーム的に、単純化してとらえてしまうこと自体に無理があるのだろう。すなわち、病気かどうかを決めることと、平気かどうかを決めることは、別々にやっていったほうがいい。

あなたや私が病気かどうかを決めるのは、医者であり、私たち自身であり、社会でもある。治療が可能か、という観点でも判断されるが、さらにいえば、「この先どうなるか」という未来予測的な観点で人体を推し量ることが診断の真骨頂だ。ときに社会が人を病気というフレームにはめ込んでしまうこともあるが、そのレッテル貼りは適切なこともあれば、ややピント外れだなと感じることもある。なぜかというと、病気であっても平気な場合、平気であっても病気である場合など、見た目と、生物学的な定義と、心の問題とがそれぞれ別に立ち上がってくるからだ。

話が複雑になると人は不安になる。しかし、複雑系であるところの人体や疾病《しっぺい》を語るうえで、問題を過度に省略して要点だけを伝えようと思うと、多彩なバリエーションをとらえきれないし、誤解を招きやすい。だから私は本書で、都市や戦争といった群像劇的な例えを多用した。登場人物は多く、評価項目も多く、セラピーとケアの違いもそこには絡んでくる。決して一朝一夕に全てを理解することはできないし、かくいう私も、生命や病気という大きな命題をどのように語れば人々がより深く理解できるのか、まだわかっていない部分も多い。

でも、全てを知ることはできなくとも、全体の雰囲気をロングショットで俯瞰して、大河ドラマやドローン映像をみるように、どうやら人体も病気もそう簡単ではないようだけれどいろいろとおもしろい情報があちこちにちりばめられているようだなと、知識と知恵を蓄積していくことはできる。医学の歴史においては先人達が少しずつ解明してきた事実が高く積み重なって、あたかも巨人のようになって存在しており、私たちは巨人の肩の上に立ちながらさらに遠いところを見据えようと努力を続ける。願わくば、これを読んだみなさんも、多くの俳優がさまざまに動き回って複雑な展開を示す医療シアターの雰囲気を感じながら、「知る事で、病んでもなお平気になる」ことを目指していただければ幸いである。

推薦図書〜あとがきにかえて

本書はがちがちの学術書籍ではないので、参考文献としての提示は行わない。かわりに、本書を読んでおもしろかったと思って頂けた人向けに、比較的読み物として読みやすい本を選んで提示する。

【他薦】

『医者の本音』『がん外科医の本音』（中山祐次郎、共にSB新書）：中山さんの文章は説明が明確で非常に読みやすい。非医療者が抱きがちな病院に対する勘違い・錯覚を丁寧に解きほぐしてくれる本。『医者の本音』は十万冊以上売れているが、個人的には『がん外科医の本音』の踏み込み方が非常に丁寧でより高く評価したい。

『心にしみる皮膚の話』（大塚篤司、朝日新聞出版）：大塚さんのAERA.netの連載をまとめた本。医者の立場から患者を思い続けた記録。「自分は名医だ」というような気取りや傲慢さがみじんも感じられないし、患者との関係の中で苦悩し成長していく医師の等身大の記録としても非常に貴重。

『死にゆく患者《ひと》と、どう話すか』（國頭英夫、医学書院）：知性の塊のような著者はシリーズ「白い巨塔」の医療監修にも携わったことで有名だが、その正体は超一流の腫瘍《しゆよう》内科医。がん医療を中心にすえながらも、死という人間すべてが逃れられないイベントを前にして患者、医療者、あるいはすべての人がどう考え何に悩むのかを鋭すぎる知性でえぐった快作。一級品。

『居るのはつらいよ』（東畑開人、医学書院）：ツイッターをやっているとほぼ毎日だれかの絶賛を目にする。医学書院の人気シリーズ「ケアをひらく」の中でも最高峰の激賞を集めている。私の本でもちょっとだけ触れたが、「セラピー」と「ケア」を分けて考えることの大事さについて最初に読んでおくべき本。なお、同じ著者の『野の医者は笑う　心の治療とは何か？』（誠信書房）がまためちゃくちゃにおもしろい本で一読の価値あり。

『町医者ジャンボ!!』（全十六巻、こしのりょう、KCデラックス、電子版が買いやすい）：だまされたと思って三巻まで読んでみて欲しいと言われて読み始めた日のうちにKindleで十六巻まで全部買いそろえた。医療系のマンガというのは非常に多いのだが、医療ではなくて患者の心そのものをメインに掘り下げていく作品。

【自著】
『Dr.ヤンデルの病院えらび　ヤムリエの作法』（丸善出版）：病院をどう選ぶかという点に特化して書いた……が、結果的には病気を分類してそれぞれに応じた対処法を書いている。思ったよりずっとよく書けた。

『病理医ヤンデルのおおまじめなひとりごと』（大和書房）：一般向けエッセイ、「医療シアター」の初出。編集者に殴られているうちに新しい比喩が生まれたので足を向けて寝られない。

『症状を知り、病気を探る』（照林社）：痛みのメカニズムを元に病気をどう診断していくかについてはこちらにもう少し詳しく書いた。看護学生向きの教科書。

タイトル未定、病理学の教科書（照林社）：本書と同じような内容を、医療系学生向けにアレンジしている。一部表現はかぶるがより専門的。原稿は本書より先にできあがったのだが、教科書的なデザインに仕上げてバランスをとるのに時間をかけているため本書のほうが先に出ることになった。

ちくまプリマー新書

167
はじめて学ぶ生命倫理
――「いのち」は誰が決めるのか
小林亜津子
医療が発達した現在、自己の生命の決定権を持つのは、自分自身？　医療者？　家族？　生命倫理学が積み重ねてきた、いのちの判断を巡る「対話」に参加しませんか。

003
死んだらどうなるの？
玄侑宗久
「あの世」はどういうところか。「魂」は本当にあるのだろうか。宗教的な観点をはじめ、科学的な見方も踏まえて、死とは何かをまっすぐに語りかけてくる一冊。

067
いのちはなぜ大切なのか
小澤竹俊
いのちはなぜ大切なの？――この問いにどう答える？子どもたちが自分や他人を傷つけないために、どんなケアが必要か？　ホスピス医による真の「いのちの授業」。

335
なぜ科学を学ぶのか
池内了
科学は万能ではなく、限界があると知っておくことが重要だ。科学・技術の考え方・進め方には一般的な法則がある。それを体得するためのヒントが詰まった一冊。

ちくまプリマー新書

226 何のために「学ぶ」のか
――〈中学生からの大学講義〉1
外山滋比古
前田英樹
今福龍太
大事なのは知識じゃない。正解のない問いを、考え続けるための知恵である。変化の激しい時代を生きる若い人たちへ、学びの達人たちが語る、心に響くメッセージ。

227 考える方法
――〈中学生からの大学講義〉2
永井均
池内了
管啓次郎
世の中には、言葉で表現できないことや答えのない問題がたくさんある。簡単に結論に飛びつかないために、考える達人が物事を解きほぐすことの豊かさを伝える。

228 科学は未来をひらく
――〈中学生からの大学講義〉3
村上陽一郎
中村桂子
佐藤勝彦
宇宙はいつ始まったのか？ 生き物はどうして生きているのか？ 科学は長い間、多くの疑問に挑み続けている。第一線で活躍する著者たちが広くて深い世界に誘う。

229 揺らぐ世界
――〈中学生からの大学講義〉4
立花隆
岡真理
橋爪大三郎
紛争、格差、環境問題……。世界はいまも多くの問題を抱えて揺らぐ。これらを理解するための視点は、どうすれば身につくのか。多彩な先生たちが示すヒント。

chikuma primer shinsho

ちくまプリマー新書343

どこからが病気《びょうき》なの？

二〇二〇年一月十日　初版第一刷発行
二〇二一年五月十五日　初版第三刷発行

著者　市原真（いちはら・しん）

装幀　クラフト・エヴィング商會
発行者　喜入冬子
発行所　株式会社筑摩書房
東京都台東区蔵前二‐五‐三　〒一一一‐八七五五
電話番号　〇三‐五六八七‐二六〇一（代表）

印刷・製本　中央精版印刷株式会社

ISBN978-4-480-68366-3 C0247 Printed in Japan